だいわ文庫

傾聴力

相手の心をひらき、信頼を深める

大津秀一

大和書房

はじめに

皆さんには、今、困っていることがありますか？

あるいは皆さんの周りに、悩みを抱えている方はいらっしゃいますか？

そんな皆さんに、この本はぴったりです。

特に、「悩んでいる人・困っている人を支えてあげたい」と思ってらっしゃる方に一番適している本です。プライベートでも仕事でも（もちろん医療従事者の方も）、悩んでいる方が周囲にいらっしゃる皆さんにはぜひ読み進めていただきたいと思います。誰にでもわかるように書きましたし、一般の方にもぜひこの「傾聴力」を使ってもらいたいと思います。最後まで読んでくだされば必ず使えるようになるはずです。


日本も右肩上がりの時代は終わりました。

今後は高齢化の進行、その結果としての多死社会が到来するのは確実です。具体的に言えば、２０４０年頃、つまり今から約20年後には日本の総死亡者数も現在の約１

36万人（2018年）から約170万人に増加するといわれています。

悩みを抱える人も、変わらず存在し続けることでしょう。

そんな時代に必要なのは、「お互いを支える技術」です。

もちろん、まずは自分を支えなくてはいけません。それはとても大切なことです。けれども高齢化が進むことで、様々な苦悩を持つ方たちが増えてゆくこれからの社会で必要なのは、お互いがお互いを助ける「共助」ということになるでしょう。

FacebookやTwitterなどのSNSも発達し、人と人とが「つながる」ことが容易になりました。単に伝達ということであれば、以前よりははるかにたやすくなったことは疑いようがありません。しかし、「多くの友達がいらっしゃる方」が必ずしも、よき支え手ではありません。知り合いや人脈が多いから誰かをしっかり支えることができるかというと、私はそれは違うと思います。やはり悩んでいる方には悩んでいる方への向き合い方がありますし、そこに必要な「心・技・体」があるのです。

私は終末期医療を専門としています。これまで2000人以上の方の最期を看取ってまいりました。そしてその数倍のご家族と接してまいりました。

彼ら、彼女らの悩みを私はたくさん拝聴してきました。

そしてまた私の専門分野は「緩和ケア」です。この専門も、悩みを抱えている患者さんや、そのご家族を支えるのにとても役立ちました（なお終末期医療＝緩和ケアではありません。詳しくは後述します）。

終末期医療や緩和ケアの「心・技術」は、悩んでいる方たちだけでなく自分をも救ううえで有用なのです。私はそれを皆さんに紹介し、一人でも多く「支え手」が増えてくれるように心から願っています。その「支え手」になるために必要なのが「傾聴力」です。この力で、支えられない人はいない、私はそう思います。

もちろん最終的には、自分で自分を救わなければなりません。誰もが、自らを救う強い力を持っています。私は終末期医療の現場で、あるいは被災地で、その姿を数多く見てきました。それを助けるのが、周囲の人間の「傾聴力」です。最終的に己を助けるのはその方自身でも、その力を時に引き出し、時に補強するのが、周囲の傾聴力なのです。

20年後、今より多くの方が亡くなり、多くの人が困難を抱える時代に、お互いがしっかりと支えることのできる社会が築かれていることを願って。

それではどうか最後までお付き合いください。

第二章　「生」と「死」をどう捉えるか

第三章　「聴く」ための技術

第四章 傾聴にまつわる悩み

序章 「聞くこと」と「聴くこと」

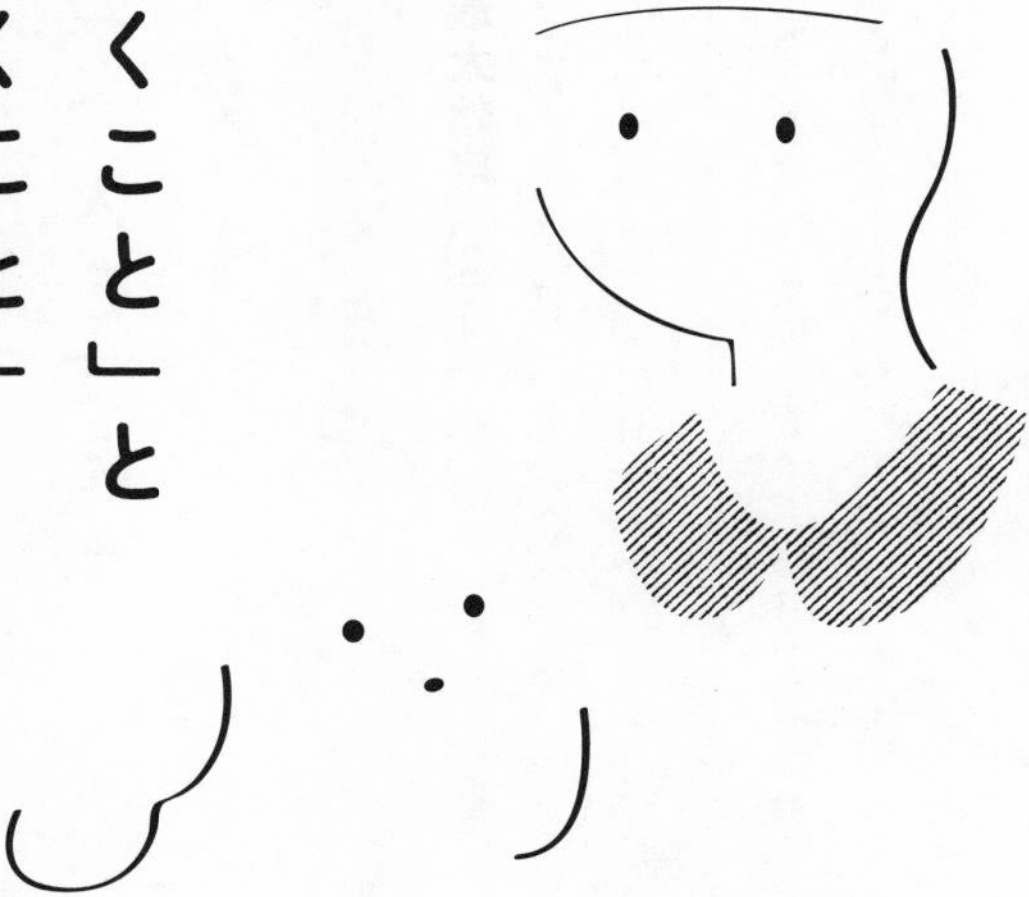

「聴く」ことで、人を支える

「聴くこと」と「聞くこと」は異なります。

最近は聞き方を説く本もたくさん出ています。素晴らしいことです。

しかし聴くことは、それよりもなお素晴らしいものなのです。

聞くの「聞」の由来は、形通り、門の外で門に耳をあて、中の様子をうかがっている様子とされています。

一方で、「聴く」の「聴」の元々の字は「聽」です。この字の語源は、その要素通り、「耳を王様にして十四（脳を表す）の心をもって、心の声まできくこと」という解釈や、「聴」の右側の部分と「徳」の右側の部分は共通しており、実は「聴」の右部分は「徳」の異体字であるともされている、つまり「聴」は「徳をもって耳を傾ける」という解釈があります。

「聞」があくまで、「門の外や下で聞く行為」であることに対し、いかに「聴」が、その構成部分の「心」に示されているように、深奥まで聴くことを意味しているかがわかるかと思います。

私がこの本で皆さんにお伝えするのは「聴き方」であり、普通に会話をして、普通にその意味を受け取る「聞き方」のことではありません。私はこの本で明確に「聴」と「聞」を、その本来の由来によって使い分けたいと思います。

正直な話、普通に話をしている、話を「聞」いている方は世の中にたくさんいます。ただそれをもって、私はよく人の話を「聞いています」とは言えても、「聴いている」とは言えないものです。後にも述べますが、おもしろいことに、「聴けるかどうか」は普段どれだけ人の話を聞いているかとは関係ありません。また「時間が足りないから聴けませんでした」ということもありません。どんなに時間がなくても「聴けている」方はいますし、どんなに時間があっても「聞いている」だけの方もいます。

人を支え、苦悩を癒し、乗り越える手段を提供するのは「聴」のほうの「聴く」です。

私が従事している緩和ケアにおいては、患者さんを支える二大技術のうち、一つが、薬剤やケアの技術・知識でありますが、もう一本の柱が「傾聴」を基盤としたコミュニケーション技術なのです。これは同じくらい大切なもので、片方だけで患者さんを支えることはできません。両者の力を駆使してこそ、人を支えることが可能になるのです。

最近では、「傾聴」は**「治療的対話」**であるとされます。これまで、例えば患者さんの病気が非常に進んで、医学的にできることがほとんどなくなると、「もはや話を聴くことしかできない」「傾聴しかできない」というような文脈で「傾聴」の言葉が使われていました。それしかできない、というちょっと否定的なイメージがそこにありました。

今は積極的に「傾聴」を行い、これからこの本で述べるような正しい技法でそれを重ねてゆくことは、誰かを助ける力を持っている行為なのだということが知られてきています。だから「治療的対話」なのです。

この本では傾聴の「心」、つまり傾聴をしてゆく基盤となるものの考え方と、実際に傾聴を行うにあたって必要な「技・体」つまり技術を紹介してゆこうと思います。

とにかく傾聴や聴く力は、決して「聞く力」と一緒ではないということをまずつかんでおいてください。それでは話を進めてゆきます。

利用上の注意

この本は、一般の方向けに書きましたが、もちろん医療現場の方も利用できる内容です。

私自身、医療現場ばかりではなく、実生活、東日本大震災の被災地支援等でもいつも聴くことを仕事にしてきました。ですから、これから紹介するやり方が、多くの現場で役に立つことを実感しています。ただ私の職業の影響もあり、医療現場の例が多くなりますが、ご容赦ください。けれどもくり返しますが、医療現場だけでなく通用する方法です。**一般の方が、悩んでいる・苦しんでいる人を支えるときに、私たちが医療現場で用いているこの方法がとても役に立つのです。**

また、悩んでいる方、苦しんでいる方、そういう方を本書では「苦悩者」、話を聴くことによってそれらの方々を支えたいと思っている方、つまり皆さんのことは「援助者」という表現で書くことがあります。ご承知おきいただければ幸いです。

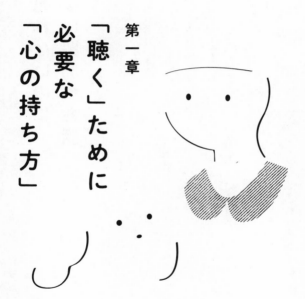

第一章
「聴く」ために必要な「心の持ち方」

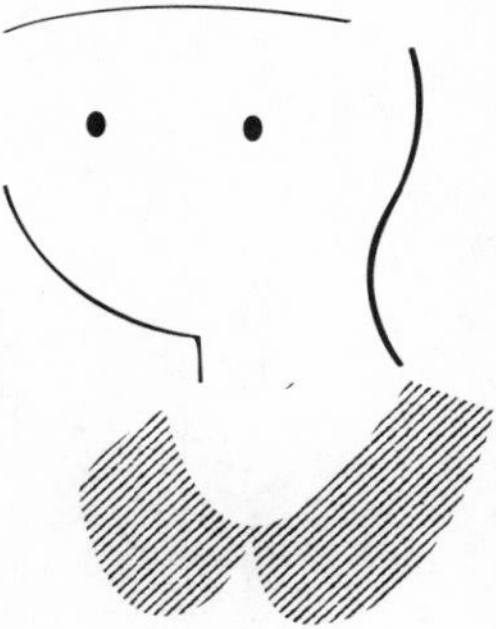

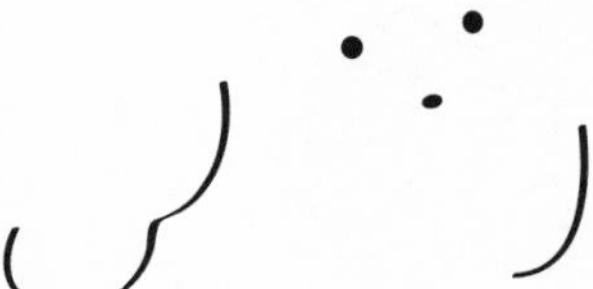

薬は売れないのに潰れない薬局のお話

ある薬局がありました。

創業数十年ですから老舗《しにせ》です。

私が幼い頃、80年代は、それはもう忙しくて店主と薬剤師は座るいとまがないくらいでした。70年代、60年代はもっともっと忙しかったそうです。

薬剤師は熟年の女性でしたが、それこそひっきりなしにお客さんが来て、彼らの話をよく聞きながら、適した薬剤を選択したり、あるいは調剤したりしていました（彼女は漢方の調剤が得意でした）。

しかしそれから30年余。日本の商売事情は大きく変わりました。

薬局がある通りはさびれにさびれ、かつて多かった往来もほとんどなくなり、今は車が抜け道として狭い通りを足早に抜ける以外は、人の営みを感じることも少なくなりました。皆さんの知るところにも、そんな商店街があるのではないでしょうか？

この薬局がある場所も、その数多い例の一つであったということです。

元気に薬局を切り盛りしていた店主も、数年前突然の病気であっけなく逝ってしまいました。後には80代半ばの薬剤師が残りました。

はっきり言って、市販のお薬はまったく売れていません。見た目の在庫は何か月も変わっていません。薬剤師は言います。「卸値《おろしね》よりも安く、大きなドラッグストアが売っているからね」。

そう、小売業界が変化するに伴い、街の薬局は存続が難しくなってしまいました。

普通に考えて、80代半ばの女性が一人でやっている薬局が（それも卸値よりドラッグストアの商品のほうが安いのですから）商売にならないのも当然です。

けれどもこの薬局、存続していました。

どうやって生活しているの？　という話になります。

答えの一つは、「漢方の調剤」です。彼女の、お客さんに合わせて考案する漢方処方（オリジナルのもの）は慢性疾患にしばしばよく効き、「やはりこの薬は続けていたい」という熱心な、そして有り難いお客さんに長年支えられていたのです。

年のせいで、新しい漢方のお客を受け入れることはなくなっていましたが、「芸は身を助く」で、かつて慢性疾患を治した方たちによって彼女の小さな薬局は存続していたのです。

ただ、秘密はこれだけではありません。

私は、この薬局が続いてきたのは、彼女の調剤技術が優れていたというばかりではないと見ています。もう一つ、大切な要素があると思うのです。

実はこれまでの話の中にヒントがありました。さて、この薬局が存続していた理由は何でしょうか?

この薬局、私の祖父母の店です。

さて、この小さな薬局の秘密は何でしょうか。

そうです。傾聴です。

80年代、以前よりは余裕ができたとはいえ、薬局は大忙しでした。祖母は仕事をしながら、遊びに来ている孫の私に美味しいおにぎりを作り、その手をきれいに洗うとまたお客さんの前に出て行く……、そんな感じで朝から晩まで座っている姿を見たことがありません。

いえ、間違いでした。

「座っている姿」――これはよく見ていました。

彼女はどんなに忙しい時でも、決してそれを顔に出すことはなく、お客さんが来た際は座って話をしていました。そして話を聴いてほしい人にはきちんと時間を取って、あれこれと話を聴いていたのです。

お客さんは確かに薬を求めています。しかしそればかりではありません。

症状や病気への不安があります。その他にも聴いてもらいたいことがあります。それは家庭や職場、社会への愚痴かもしれません。人間関係の軋轢《あつれき》、例えば姑の嫁への（あるいは嫁の姑への）それかもしれないし、働いても働いても豊かにならない生活の厳しさかもしれません。人の数だけ、聴いてほしいこと、話したいことがあったのです。

それに対して時間を取って聴く薬局だったからこそ、有り難いファンに支えられて、小売業界が厳しい時代に小さな薬局が数十年生き続けてきたのです。

もちろん漢方も、話を聞いてその人の症状や体質に合った薬剤を選択するものですから、話を聞くことがよい調剤内容の選択につながり、ひいては薬効につながるというところがあるわけです。期せずして、私の行っている仕事と同じです。けれどもたくさん話をして、「市販薬」を買って、満足そうに帰ってゆくお客さんの姿は、そのことだけでは説明がつきません。

お客さんは話をしに来ているのです。そして薬を飲むよりも前に、癒されているのです。話を聴いてくれる人の存在で、それが可能になっているのです。

「コミュニケーション力」は必要ない？

「私は友達が少ないです。元々コミュニケーション力が高くないのだと思います。そんな私でも苦しむ人を支えることができますか？」

そんな問いを受けることがあります。

大丈夫です。

世間でいう、友達や人脈を広げ、彼らと豊かな関係を形成する力、その「コミュニケーション力」と、苦しむ人を支える「傾聴力」はまた別のものです。

社交性がとても高いけれども、まったく人の話が聴けない人もいれば、友達は少ないけれども聴き手として信頼されている人がいる、それは社会を見ているとよくわかるものです。

完璧な人間はいません。

逆に交友関係が多すぎると、人間の力には限りがありますから、一人に割く力や濃度が薄くなってしまうことは十分あり得ることです。

苦しむ人を支える時に必要なものは何でしょうか？

一番大切なのは、やはり困った方を支えたいという気持ちです。その強い気持ちを持って、目の前の方に全力投球することが大切です。

また、もう一つの答えを言いますと、私は「**感性**」が「傾聴力」には重要と見ています。

この場合だと「**相手の背景を感じ取る心**」がそれに当たります。

はっきり言いますが、他の能力と同じで、感性には個人差があります。一生人の気持ちが感じ取れない方もいれば、逆に感じ取りすぎて疲れてしまう人もいます。多様性があります。

ただスタート地点は違うけれども、ある程度は訓練で、「相手の背景を感じ取る心」は磨くことができます。私も、10代の時より20代、20代の時より30代のほうが、背景を理解できるようになっていると感じております。ただもちろん、これはいたずらに時間が過ぎれば磨かれるといった力ではありません。意識して、いろいろなものの考え方や、それを生み出す背景を知ろうとしなければ、いつまでもその方の「感性」は磨かれないでしょう。

「死の床でそばにいてくれる人」はいますか？

また、残念ですが、人は亡くなるとどんどん忘れられていきます。

どんな有名人であっても、いざ亡くなると、数年後にはいかに忘れられていくのか、いかに記憶が風化してゆくのか、それは皆さんも思い当たる例が多くあると思います。

私個人は、広い交友関係があったとしても、それがどれだけその方の支えになるかわからないと思っています。

実際に終末期の現場では、友人との関係が保ちにくいことも多いのです。例えば「自分の身体が衰《おとろ》えた姿を見せたくない」「友人の側も遠慮する」などです。最終的にはやはりご家族と、そして医療者のもと、旅立ちの準備を始め、そして旅立たれることが多いのです。

死んでもずっと覚えていてくれるのは、家族と、「本当に心を交わした方」だけです。そうではない人も時折、懐かしく思ってくれることはあるでしょう。ただ、やはり覚えていてほしい、そう願う方も多いのではないでしょうか。

私が皆さんにお伝えする「傾聴力」は、うわべだけの関係や、SNSの友達の数を増やすことには役に立ちません。「あいつはわかってくれた」「あの人のおかげで、今の自分がある」そんな関係をお互いに形作るものなのです。

それゆえ、友達が多いとか、ちまたで言われる「コミュニケーション力」とか、第一印象が良いとか、そんなものはまったく気にする必要はありません。本当の関係を作ることができれば、孤独ではありません。うわべだけの関係を作っても、いざという時は孤独かもしれませんし、実際に死の床でそうであった方もたくさん見てまいりました。

皆さんが、人を支え、そして自らもまたそこから支えられる、そのような関係構築のための「傾聴力」、まずはその心の部分から説明させていただきます。

「なぜ苦しんでいるのか」を知る

人の苦しみには様々な種類があります。

皆さんも、一つや二つは持っているかもしれません。あるいはもっとたくさんあって困っている方もいらっしゃるでしょう。

一つ言えることは、苦しみがない人はいない、ということです。

皆さんの周りの朗らかに笑っている方の心の奥底にだって、つらいことが潜んでいるものなのです。

もちろん個人差や感じ方の問題がありますから、「私にはそんな苦しさなんてない」とおっしゃる方もいるでしょう。

けれどもあらゆる世代の方と付き合う私から見れば、やはり世の中は苦しみが少なくありません。特に年を重ねると、様々な問題とは無縁ではいられず、皆さんも上手に、時には必死にそういった問題と向き合っていることも多いでしょう。

およそ2500年前のインドに生きた仏陀は、私はまさに人類の先生だったと思います（なお、私は仏教徒ではなく、また特定の宗教は信じておりません）。

仏陀は苦しみの原因をつかみました。四苦八苦です。

四苦は、生きる苦しみ、老いる苦しみ、病む苦しみ、死ぬ苦しみです。

八苦は四苦に、愛する人と別れる苦しみ（愛別離苦《あいべつりく》）、うらみにくむ人と出会う苦しみ（怨憎会苦《おんぞうえく》）、求めるものが得られない苦しみ（求不得苦《ぐふとくく》）、人が人であることによる苦しみ――欲に苦しんだり、存在することによって起こるすべての苦しみ（五蘊盛苦《ごうんじょうく》）を加えたものです。

これはまったく古くならない分析です。

確かに現代の苦しみもこのどれかに当てはまります。今で言いますと、例えば「孤独の苦しみ」などがまた新たに付け加えられるかもしれません。ただ結局、2500年このかた、生老病死や愛する人と離別・死別し、嫌な人と出会い、なかなか思う通りにいかず、欲に苦しめられたりすることなど、変わっていないということです。

仏陀は悟りを得、前五世紀の鹿野苑《ろくやおん》にて最初に教えを説きました。その一つが四諦《したい》です。苦諦《くたい》、集諦《じったい》、滅諦《めったい》、道諦《どうたい》です。まず四苦八苦があることを知る、それが苦諦。苦の原因を知ることが集諦。苦を滅する方法があることを知るのが滅諦、実際に苦を滅するのが道諦です。

苦の内容と原因を知り、それを滅することができるのを知り（滅する心を持つ、と言い換えることもできるでしょう）、そして実際に滅する……今でもその通りです。

それでは私たちはどのように苦の原因を知ることができるでしょうか？

「それぞれの苦しみ」とその突き止め方

苦の内容は人によってまったく異なります。

老若男女、属性によって一定の傾向はあっても、万人に当てはまる苦しみはありません。しかも現在は多様な生き方が可能な社会となりました。そうすると、江戸時代の村社会と比べれば、近隣に住んでいても苦の内容が異なるということになります。

さらに科学技術の進歩によって、社会を変える大発明が短期間でなされるようになりました。世代間でも時代背景が大きく変わりますので、お互いを理解することは難しくなっているでしょう。江戸時代の村社会はドラマチックな変化には乏しかったかもしれませんが、今はパソコン、携帯電話、ＳＮＳと5年10年で社会が大きく変化してしまいます。

苦を共有することが難しくなっているという見方もできるかもしれません。

さて、どうやって苦を知ることができるのでしょうか？　人の苦を知り、自らの苦を知るのに有用なある方法をここで提供しようと思います。

皆さんは、緩和ケアはご存知でしょうか？

私の専門分野は医療の中の、緩和ケアという分野です。

緩和ケアというと「終末期医療」に等しいと誤解される方が医療者にもまだいらっしゃいますが、これは事実ではありません。

緩和ケアあるいは緩和医療は、終末期に限らず、患者さんとご家族のＱＯＬ（生命の質、生活の質）を改善することを目的としています。つまり医療分野において、苦痛を取り除き、どう過ごすのがもっともＱＯＬを向上させるのか、その視点で関わるというケア・医療のことです。そのために私たち緩和ケアの担い手は患者さんの苦痛を知ることを仕事にしています。

緩和ケアにおける4つの痛み

苦痛には4つの要素があります。

まず**身体の苦しみ**。

皆さんは身体の苦しみはありますでしょうか？

年を重ねれば、少しずつ何かの症状が出てもおかしくはありません。あるいはそうではなくても、怪我をした後にそこが痛んだり、胃が痛かったり、めまいがしたり、眠れなかったり、様々な問題があるかもしれません。

次に**精神的な苦しみ**。

不安だったり、孤独感があったり、うつ状態になったり、いらだちやおそれなどです。

3つ目は**社会的な苦しみ**。

例えば経済的に困窮《こんきゅう》して苦しんだり、人間関係や家族関係が悪かったり、仕事で何らかの問題を抱えていたりなどがそれに当たります。

4つ目は**スピリチュアルペイン**といいます。これは後で詳しく説明しますが、存在

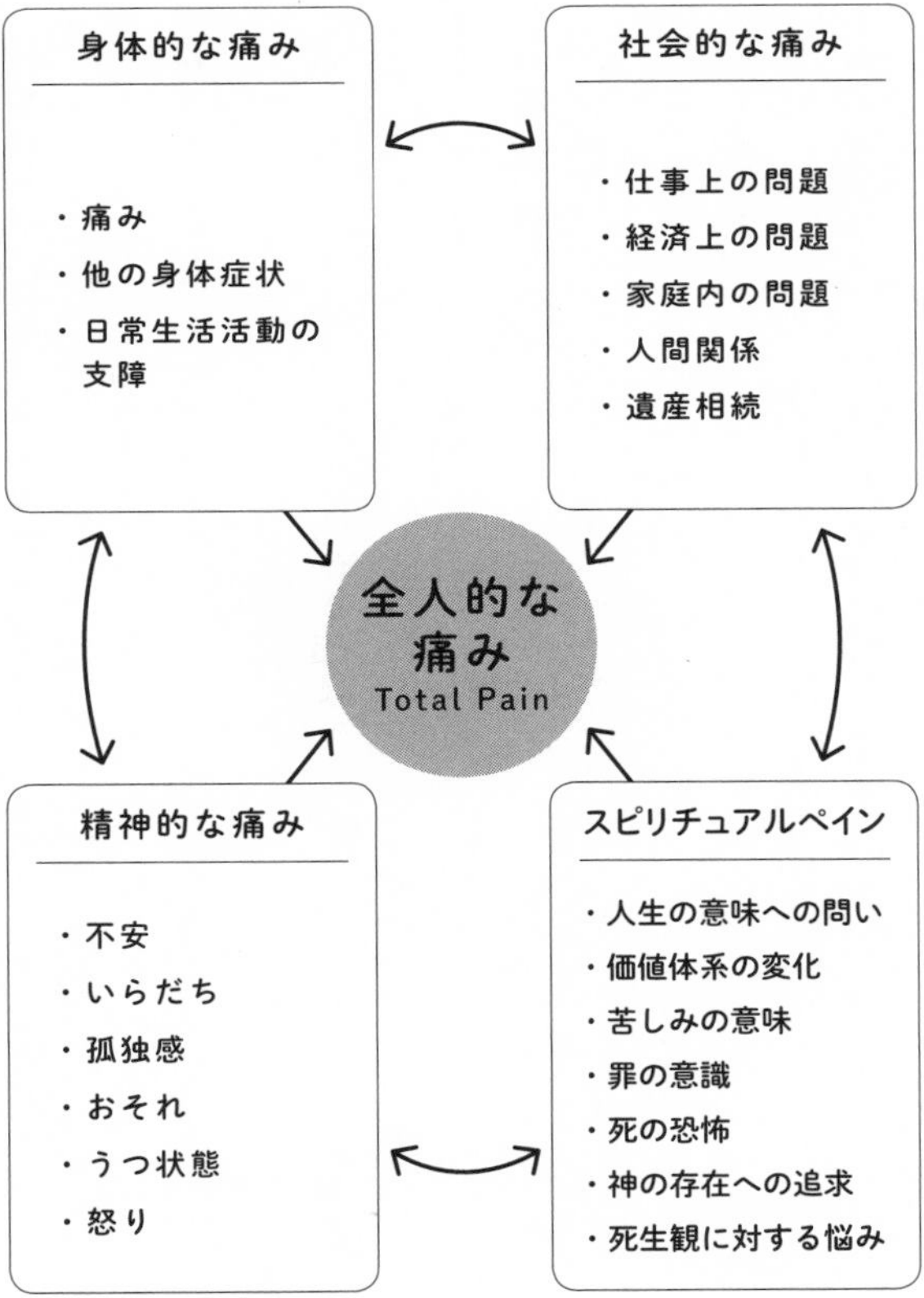
身体的な痛み
・痛み
・他の身体症状
・日常生活活動の支障
社会的な痛み
・仕事上の問題
・経済上の問題
・家庭内の問題
・人間関係
・遺産相続
全人的な痛み
Total Pain
精神的な痛み
・不安
・いらだち
・孤独感
・おそれ
・うつ状態
・怒り
スピリチュアルペイン
・人生の意味への問い
・価値体系の変化
・苦しみの意味
・罪の意識
・死の恐怖
・神の存在への追求
・死生観に対する悩み

人の４つの苦痛

の苦しみです。先述の四苦八苦で言えば、「五蘊盛苦《ごうんじょうく》」に当たるでしょう。なおスピリチュアルペインといっても、ちまたのスピリチュアリズム（心霊主義）のような、霊や魂を呼び出してどうこうという話とは関係がありませんし、「スピリチュアルな世界」などと一般にいわれているものとも関係がありません。

緩和ケアにおいて苦痛をもれなく把握するこの4つの視点は、実は健康な人にも、どんな人にも使えるものです。

例えば自らの苦しみは何なのかを考える時に、この4要素で考えればよいのです。

身体の苦しみはないか？

心の苦しみはないか？

社会的なことに由来する苦しみはないか？

そして「存在の苦しみ」はないか？

お気づきの方もいらっしゃるかもしれませんが、実はこれらの苦痛は絡み合っています。

例えば、失恋して、あるいは大切な方と離別して、毎日うつうつとして気持ちが晴れず、何か胸がむかむかし、また「なんでこんな状態で生きているのか」と鏡を見て思ったりしているとします。その後、友人の助けもあって失恋や離別の苦しさから回復した時、すべてが軽くなることに気がつかれるのではないかと思います。胸の症状も消失しているのです。

この場合は、失恋や離別に伴う精神的な苦しみから、身体的な苦しみやスピリチュアルペインも出現していたのです。あるいは、腰が痛くて毎日毎日大変な思いをしていれば、それが原因で気持ちが晴れず、「なんでこんな苦しみと生きなければいけないのか」というスピリチュアルペインにつながったりします。これは腰の痛みが良くなることで、他の苦しみも良くなるはずです。

社会的な苦しみも、精神的な苦しみなどに関与しています。経済的困窮や人間関係のまずさが原因で精神的な不調につながるのはよく見聞きするものでありましょう。例えば転職などでそれが改善されれば、当然他の苦しみも改善されるわけです。

このように**苦しみは互いに絡み合い、そして悪循環も形成し、誰かをより苦しめたりします**。ただ絡み合ってはいるものの、それらは前述の4要素に還元できるはずです。だから私はぜひ、苦しんでいる方は自らの苦痛を紙に4分類して書いていただきたいと思いますし、援助者は相手の苦しみを同じように頭の中で整理しながら聴き、まとめれば良いと思います。

例えば私たちが苦しんでいる方々の苦しみを知る場合には、まず「一番気になっていることはなんですか？」と聴きます。これは後にお話ししますが、困っている方の話を引き出しやすい聴き方で、専門用語で「開かれた質問（open-ended question）」と言います。

一番気になっていることについて十分お話をお聴きしたら、その後は「お身体で気になっているところはありますか？」「お気持ちでつらいところはありますか？」「経済的にお困りだとか、人間関係が難しいとか、そういうおつらさはありますか？」……と話を進めていきます。もちろん状況に応じて、一度ですべての情報を得ようとしないことも重要です。

ただどんな時も、苦悩する方とお話しする時には、「身体的な苦しみ」「精神的な苦しみ」「社会的な苦しみ」「スピリチュアルな苦しみ」の4要素があることを念頭に、可能ならばすべてをもらさずに（時間がかかっても）把握するのが重要だと思います。

さてこの解決方法は、まず苦しみをすべて把握し（あるいは書き出して可視化した後）、どれが解決できるのか、あるいは何が他の苦しみにもっとも影響を与えているのか、などを分析することが大切です。しっかり苦しみを挙げることができれば、その原因になっているものをつかみやすくなるでしょうし、どれが解決しやすい問題なのかを考えやすくもなります。

実際に私が医療の現場で行っている苦しみの緩和策も同じものです。カルテに患者さんやご家族の現在の苦しみを問題点として挙げます。それはどのように解決できるかを同じように記します。そうやって一つずつ苦しみの問題を解決してゆくのです。またとりわけ他の苦しみにも影響を与えているもの（それは「一番気になっていることはなんですか？」という質問の答えとして明示されることもありますし、明示されなくても分析の結果として浮かび上がってくることもあります）は優先して解決を目指すのです。

すべての苦しみを解決することは、決して楽なことではありません。

しかし問題点が見えることによって安心することもありますし、解決に動きやすくなることは明らかです。

この4要素を挙げて考える方法は、自らの苦しみを知るにも、他の方の苦しみを知るにも使えますから、ぜひともやってみていただきたいと思います。

スピリチュアルペインとは何か

スピリチュアルペインというものがあります。

ごく簡単に言いますと、「存在の揺らぎの苦しみ」です。

もう一度確認しておきますが、超自然的な力を行使して誰かを救うというようなちまたに見られる「スピリチュアリズム（心霊主義）」とは一線を画したものであり、スピリチュアルと聞くとそれか！　と即断していただかないようによろしくお願いします。

なぜここでスピリチュアルペインについて多くの筆を割くかというと、衣食がそこそこ満ち足りている現代日本においては、このスピリチュアルペインが、人々の心の奥底でうずいていることがあり、苦しむ方を支えるためには必要な知識だからです。

例えば皆さんも、「なんで生きているのだろう?」などとふと思うことがあるかもしれません。「生きることの意味は何なのだろうか」と。それはスピリチュアルなもの、存在の意味についての問いであります。

重大な事件があり、自らの存在が揺らぐと、それは苦しみあるいは苦痛（ペイン）として立ち現れます。「こんな状態で生きている意味があるのだろうか」「もはや生きている意味などない」などと苦しむ。これがスピリチュアルペインです。自殺してしまう人にも潜んでいる苦痛なのではないかと思います。

WHO（世界保健機関）はスピリチュアルをこう定義しています。

スピリチュアルとは、人間として生きることに関連した経験的な一側面であり、身体感覚的な現象を超越して得た体験を表す言葉である。多くの人々にとって生きていることがもつスピリチュアルな側面には宗教的な因子が含まれているが、スピリチュアルは宗教的と同じ意味ではない。スピリチュアルな因子は、身体的、心理的、社会的因子を包含した人間の生の全体像を構成する一因としてみることができ、生きている意味や目的についての関心と懸念と関わっていることが多い。とくに人生の終末に近づいた人にとっては、自らを許すこと、他の人々との和解、価値の承認などと関連していることが多い。

（WHO専門委員会報告書第804号［1993］）

ここにも示されているように、スピリチュアルとは〝宗教的〟と同じ意味ではありません。また「生きている意味や目的についての関心と懸念と関わっていることが多い」ということになります。

WHOはその憲章前文のなかで、「健康」を「完全な肉体的、精神的及び社会的福祉の状態であり、単に疾病又は病弱の存在しないことではない」と定義してきました。それが1998年のWHO執行理事会（総会の下部機関）において、WHO憲章全体の見直し作業の中で、「健康」の定義を「完全な肉体的、精神的、スピリチュアル及び社会的福祉のダイナミック（動的）な状態であり、単に疾病又は病弱の存在しないことではない」とすることが提案されています。

特に宗教的なものを重んじるイスラム圏を中心として提議されたこの案は、総会での決議にはなりませんでした。しかしスピリチュアルを人の生の一側面として考える文化が、世界的に見ると広く存在することを象徴する出来事であるかと思います。

「存在の苦しみ」が生まれる時

ケアタウン小平クリニックの院長であり、『病院で死ぬということ』（文春文庫）の著者である山崎章郎先生はスピリチュアリティを44頁の図Aのように示しています。なおスピリチュアリティはスピリチュアルの名詞です。

通常、スピリチュアリティは身体的なもの、精神的なもの、社会的なものの中心に位置し、オーバーラップしながら、ある人の要素を形作っています。

図Bのように、何か様々な事件が起き、身体的なものや精神的なもの、社会的なものの一部が傷ついても、それで即存在自体が傷つけられるということはありません。けれどもより重大な事象が起きた場合はいかがでしょうか？　それが図Cです。スピリチュアリティまで痛みが生じることになります。これがスピリチュアルペインというわけです。

これは考えてみればわかる話で、例えば1万円が入った2万円の財布を落とし、精神的な苦痛が生じ、また経済的損失という少々の社会的苦痛が生じるでしょうが、そ

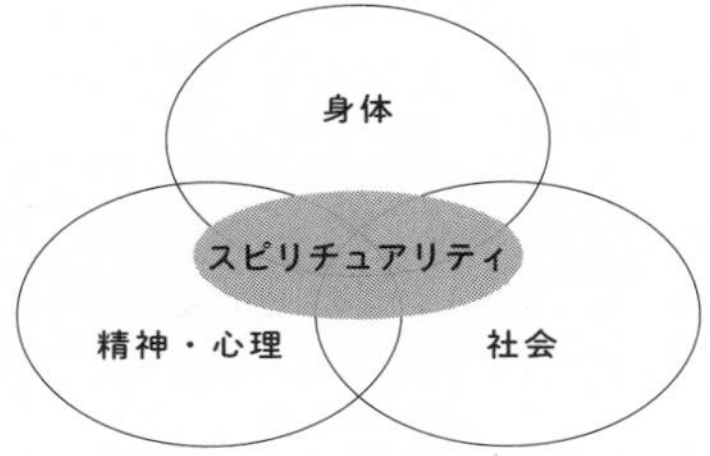

図A：スピリチュアリティの位置

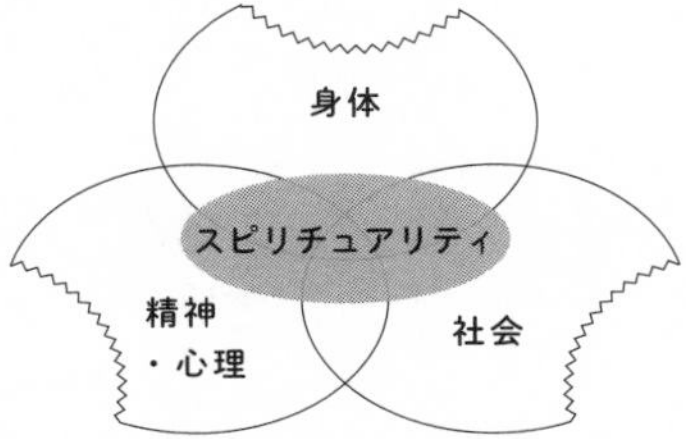

図B：スピリチュアリティが機能する時

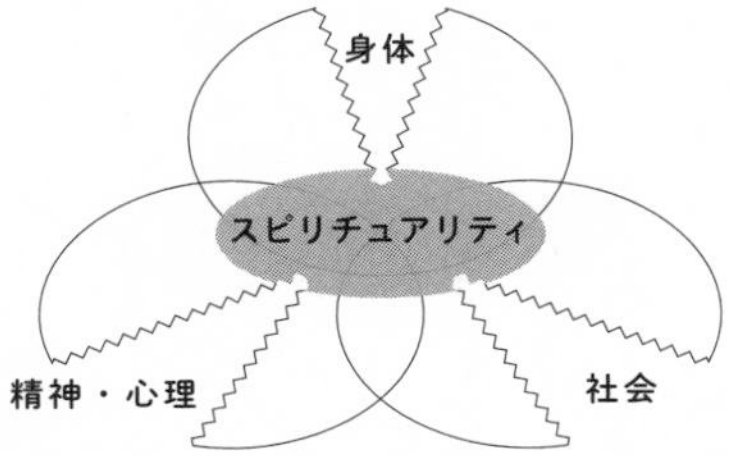

図C：スピリチュアリティが機能しない時

れで「生きている意味は何だったのか」と考えることには通常つながらないでしょう。

しかし全財産を金融商品につぎ込んで、それがリーマン・ショックなどの事象で（例えば）ゼロに近いほどになってしまえば、大きい精神的苦痛と社会的苦痛が同時に起こり、「一体今までお金を稼いで頑張ってきた営みはなんだったのか？」というスピリチュアリティの危機が生じるかもしれません。

他にも、膝小僧をすりむいたくらいではスピリチュアリティには痛みは生じませんが、事故を契機として肢体不自由となればスピリチュアリティは揺らぎます。嫌いな人間になじられたくらいで即スピリチュアリティに痛みは生じないでしょうが、とても大切な人に理由もなく去られてしまえばスピリチュアリティは傷つくでしょう。それを表しているのが図Cということになります。

ただスピリチュアリティは、傷ついたままではありません。元々人には**「自然治癒力」**があります。身体の自然治癒力は有名です。例えば皮膚に傷ができても、傷は自然治癒します。同じように内臓、例えば胃の炎症や潰瘍《かいよう》も自然に治る力があります。風邪をひいても、その原因のウイルスを排除する免疫機構があり、人の身体はもとの健康な状態に戻ろうとします。

精神的なものも同じです。**環境が良好ならば**自然治癒力が働いて、苦しみは改善傾向に至るでしょう。環境が良好ならばとわざわざ太字にしたのは、身体的な苦しみも低栄養状態、不潔な環境、高ストレスな生活などがあれば治癒しにくいように、精神的な苦しみも環境によっては悪化するものだからです。

スピリチュアリティも自然に回復しようとする動きがあります。それはどういうものでしょうか?

苦しみを乗り越える2つの方向

元淀川キリスト教病院のチャプレン(病院付牧師)で聖学院大学教授の窪寺俊之先生は、スピリチュアリティには生きる力や希望を、自己の外の大きなものに新たに求める機能(超越的方向)と、危機によって失われた生きる意味・目的を自己の内に新たに見つけ出そうとする機能(究極的方向)の2つの機能、方向があるとしています。

私なりに簡単に言うならば、私たちが重大な危機に陥った時、それを乗り越えようと、それを癒そうとする力は各人が持っていますが、その方向性として、**「大いなるもの、例えば神や仏などに委ねる」やり方と、「自らの力でそれを克服する」という**

やり方の2つがあるということです。皆さんがこれまで人生において大変な危機に陥った際に、誰かに話を聴いてもらったり支えてもらったりしながら、突き詰めてみた時に、どのように乗り越えようとし、最終的にどのように乗り越えたのか、ということを考えると、この2つの方向性はなるほどと理解されるのではないでしょうか。

なお、2つの方向性は、苦悩者を支えることを一つの目的としている宗教にも一定のバランスで認められるものです。

例えばキリスト教やイスラム教、ユダヤ教などの一神教は、「超越的方向」である神を信仰するものです。一方で2500年前の仏陀が説いた教え（原始仏教）は「究極的方向」への指向が強いものでしょう。

日本仏教においても、宗派によって指向するところは異なります。例えば他力と自力の違いがあります。例えば、浄土真宗は「南無阿弥陀仏」と唱えることによる救いを教えているという点で「超越的方向」と言え、禅宗は自らの悟りを教えているという点で「究極的方向」と言えるでしょう。もっとも明確にこの宗教はこちら、と言えるものではなくて、双方を一定の配合のもとに併せ持っているものだと考えます。

存在を支える3つの柱

スピリチュアリティとは、その人にとって心身（あるいは社会的な要素）を侵害する重大な出来事があれば、揺らいでしまうものと考えることができるでしょうし、実際に日常社会でも苦悩者に見受けられるものです。とりわけそれは終末期に現れるものと言えます。なぜならば、特に終末期の時間を過ごされている方には「次」つまり「未来」が揺らいでいるという別の特性があるからです。

無論、健康者の未来も揺らぐことがあります。例えばいじめられている人間は未来が見えにくくなる……当然そういうこともあります。しかし終末期を過ごし、自らの時間が残り少ないことを悟っている人の「未来の揺らぎ」はそんな健康者のものとは程度も質も異なっていると言えるでしょう。

京都ノートルダム女子大学の村田久行先生の示している、スピリチュアルペインを和らげるスピリチュアルケアの指針があります。

スピリチュアルペインとは、自己の存在と意味の消滅から生じる苦痛であり、生の無意味、無価値、虚無、孤独と不安、疎外などがある。

時間存在である人間は、死の接近により将来を失う↓生の無意味、無目的↓死をも超えた他者との将来の回復が、スピリチュアルケアの目標となる。

関係存在である人間は、死の接近により他者との関係を失う↓自己喪失の不安↓死をも超えた他者との関係の回復が、スピリチュアルケアの目標となる。

自律存在である人間は、死の接近により自立と生産性を失う↓無価値、依存、無意味↓自立と生産性によらない次元で自律（自己決定）の回復が目標となる。

この構造を把握し対応してゆくという指針です。

それを元にして、スピリチュアルケアの第一人者であるめぐみ在宅クリニックの小澤竹俊先生の図示した51頁の図①が参考になります。

人の存在を支えている要素として３本の柱があります。

時間存在は、「将来や未来」を意味します。それが人の存在を支えます。

関係存在は、「他者とのつながり」を意味します。それが人の存在を支えます。

自律存在は、「自らのことを自らが決めること」を意味します。それが人の存在を支えます。

例えば、私がよく診療させていただいている終末期を迎えた方のことを考えてみましょう。そう、この3つの存在すべてが揺らぎ得るのです。

終末期になると、残り時間が少ないことを自覚します。すると死ですべてが終わってしまうのではないかという気持ちから未来が揺らぐのです。

重い病気を抱えている人の周囲は関係が変化します。特に、気持ちのすれ違いや、与えられている情報の差異などから、強い孤独感を味わうということもあります。周囲が腫《は》れ物に触るように接したり、紋切り型の励ましかしないと、余計に孤独感は深まります。こうして関係存在が揺らぎます。

特に終末期の方において重大な問題になるのが、自律存在の低下です。次第に体力が弱れば（これはほとんどの人の最期がそうですが）歩けなくなります。立てなくなります。ものを考えるのが難しくなります。食べられなくなります。飲めなくなります。目の前のコップを取れず、水を誰かに飲ませてもらう……それだけでも「こんな状態で生きている意味があるのか」と思うのは理解できますが、やっと運んでもらった水を飲み込めずにむせることも終末期には頻繁《ひんぱん》に起こります。こうして「自らのことを自らが為し、自らの心身を自らがコントロールして生きること」が揺らぎます。

図②では、特に未来（時間）が失われた場合を例示しています。

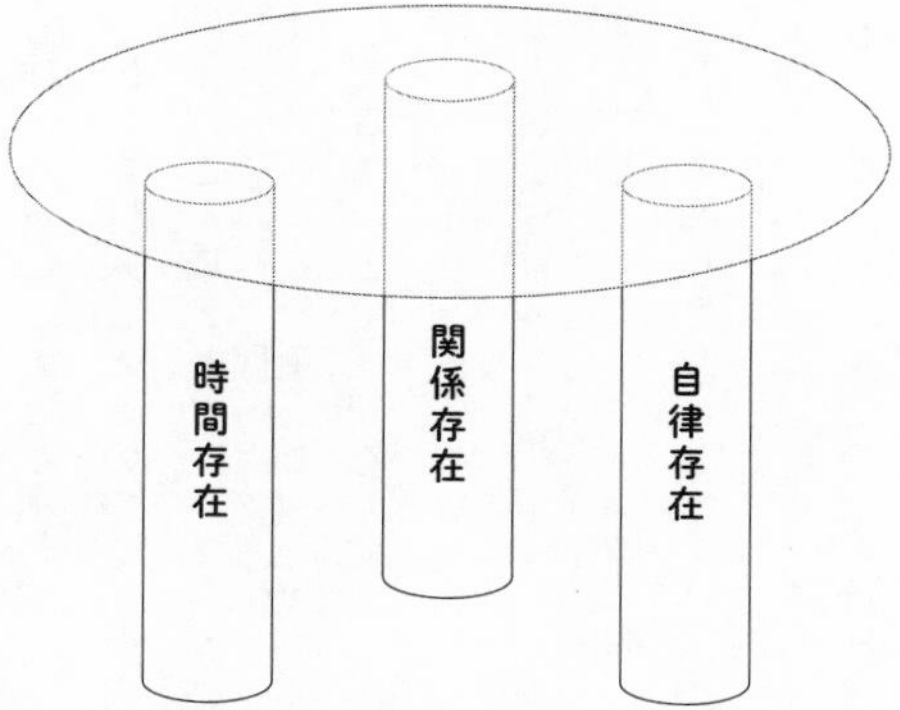

図 1

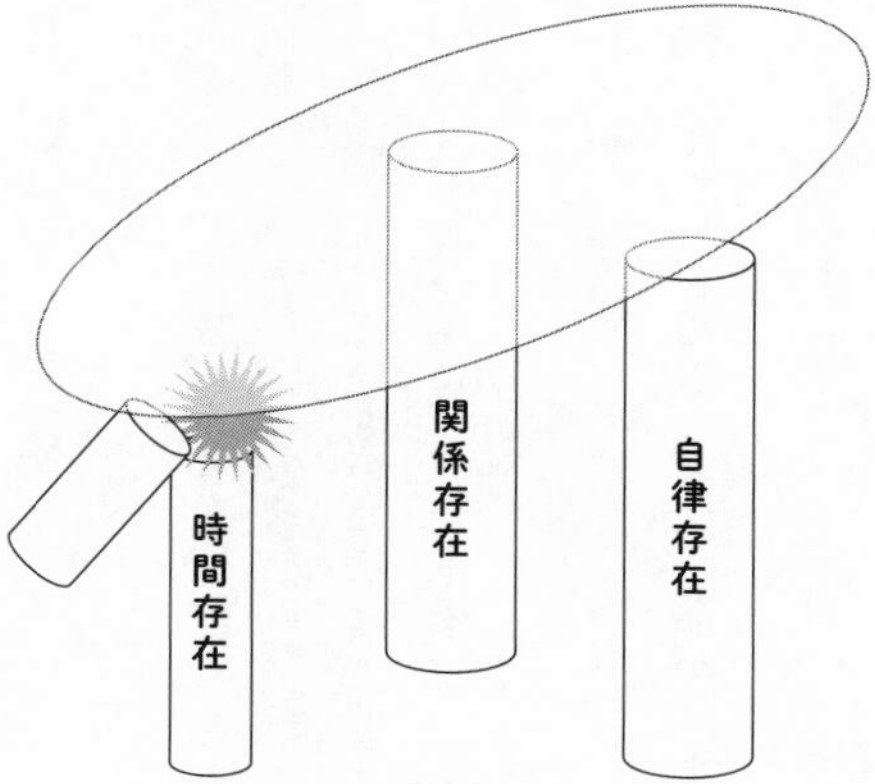

図 2

将来が薄らぎ、存在を支える柱の一つが折れてしまったため、存在は揺らぎます。小澤先生の理論では、この時、折れた時間存在を他の柱を強くすることで補うという方法があることを指し示しています。例えば図③のようにです。

この場合は人と人とのつながり（関係）の強化です。

例えばご家族とリラックスした時間が取れるように医療者が働きかける、ご家族も接し方を変え、叱咤《しった》激励《げきれい》するなどの対応をせずにしっかり当人の話を「傾聴」するようにする、などです。そうすることによって関係存在は強いものになり、揺らいだ存在がその安定を回復することになります。弱った時間存在（薄れた未来や将来）をつながりの力で補完するのです。

そしてその上に、ご本人が「死を超えた未来の確信を得る」ことによって、最後は時間存在も強化され、3本の柱が以前より強く存在を支えることにつながる……というのが図④です。

もちろんなかなかこのように教科書通りにはいきません。苦悩や迷いが満ちるのが終末期の現場であり、支える側も「これで良かったのか」と悩み、不全感があるのを避けられないことがあります。しかし、このような枠組みを考えることで、私たちは

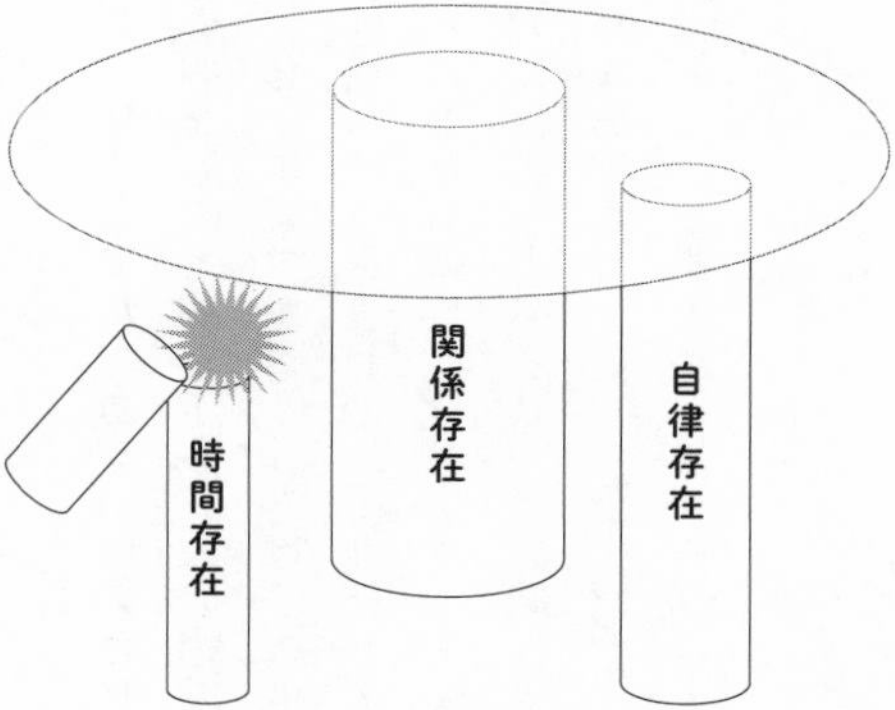

図 3

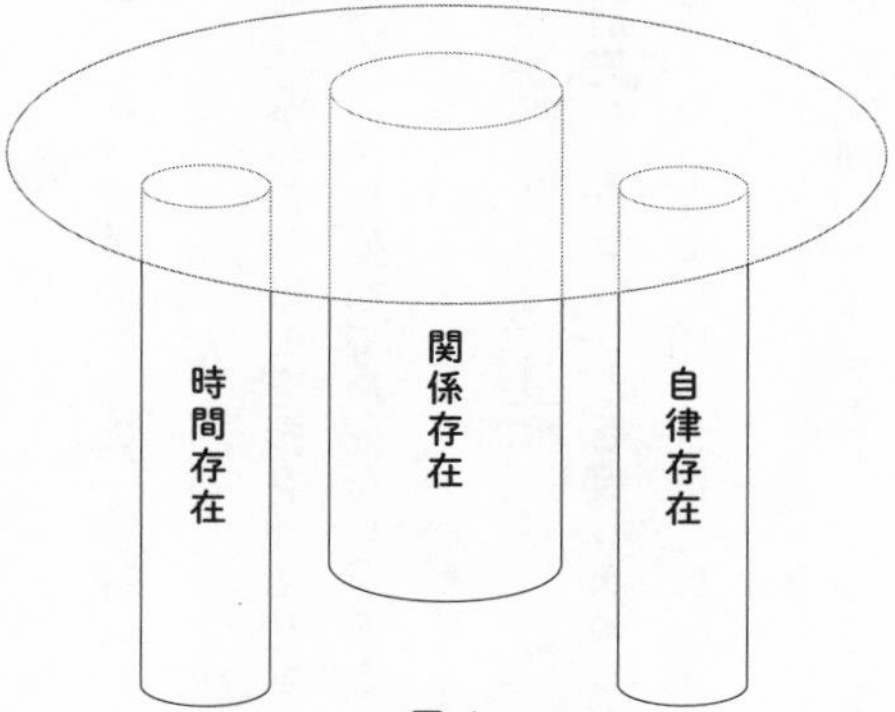

図 4

スピリチュアルペインに苦しむ方を支えるすべを持てるということになります。

さて、まとめます。

スピリチュアル、あるいはスピリチュアリティは、身体的なもの、精神的なもの、社会的なものと共存する、人の構成要素です。

スピリチュアルペインとはその他の要素が重大な危機に陥ると顕在化しやすい「存在の揺らぎ」を表し、スピリチュアリティ自体も危機に際して、46頁に示したようにより大きな力に救いを求める（すがる、という場合もあるでしょう）か、自らそれを乗り越えようとする2つの方向性でその危機を克服しようとします。

存在の揺らぎには、**「未来の消失」「関係の消失」「自らのことを自ら決める力の消失」**の3つの側面があり、それらを再生・強化することで、揺らぎを元に戻すことができます。

またこのスピリチュアルペインは、決して終末期など死が近づいている方にだけ起こるものではありません。場合によっては身体的に健康な方でも起こり得るものですし、スピリチュアルペインまでいかなくても、スピリチュアリティの軽度の揺らぎは多くの方も経験されるものでしょう。次章では、より深くスピリチュアルペインの対応について考えてゆきます。

第二章

「生」と「死」をどう捉えるか

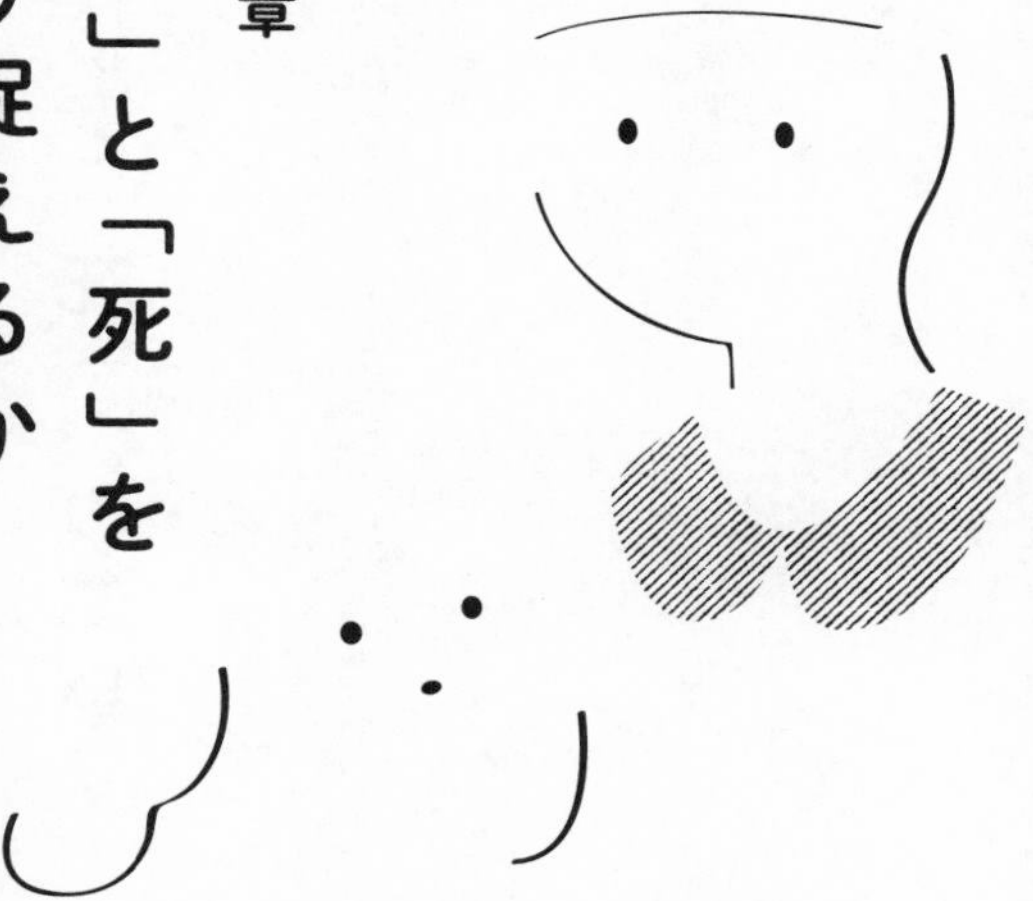

「生」への問いと「死」への問い

さて、スピリチュアルペインはどう表現されるでしょうか。

典型的なものを書き連ねてみます。

「なぜ生きているのか」

「何のために生きているのか」

「毎日くり返される体験の意味は何か」

「自分はなぜ病気なのか」

「自分はなぜ死ななければならないのか」

「死んだ後はどうなるのか」

「人間に生まれ、人間として生きているということはどういうことなのか」

「私は人を幸せにできたのか」

「私は幸せだと言えるのか」

皆さんもお気づきかもしれませんが、これは2つの問いに分類されます。

一つは「生」への問い、です。

「私はなぜ生まれてきたのか」

「なぜ生きているのか」

「何のために生きているのか」

「自分の人生にどんな価値があったのか」

など、存在の意味や目的を問うものです。大きなスピリチュアルペインがあれば、否定的な意味合いでそれらの問いがなされることは言うまでもありません。

「私はなぜ生まれてきたのか」〈生まれてこなければ良かった〉

「(こんな状態で)なぜ生きているのか」〈生きる意味などない〉

「自分の人生にどんな価値があったのか」〈価値などなかった〉

というような形で、です。

もう一つは「死」への問い、です。

「人は死んだらどこに行くのか」

「死後に罰せられるのではないか」

「死んだら地獄に行くのではないか」
「死んだら無になるのではないか（怖い）」
などの、死の後への問いです。

末期胃がんの患者さん（40代女性）のケース

例えば、40代女性の末期胃がんの患者さんに接することを考えましょう。食欲不振と体重減少で来院しました。胃がんが腹膜というお腹の内臓側の膜に転移していることによるがん性腹膜炎という病態のせいで、お腹の水（腹水）が貯留しており、またお腹の中にも腫瘍《しゅよう》が多数転移していることにより腸が狭くなってしまって食物や腸液の通過が障害され、腸が張ってしまう腸閉塞という状態にあるとします。

34頁で挙げた4要素の観点からまず考えていきます。苦痛は身体の苦痛に留まりません。4要素から苦痛を全体的に捉えていきます。それを全人的苦痛の視点と呼びます。

まずこの方の身体の苦痛には何があるでしょうか。挙げてゆきます。

身体的苦痛

「一番つらいのは、お腹が張って苦しいのです。時折キューとお腹が痛くなります。そんな時は痛くて痛くて仕方がないので、それが止むまで耐えるのですが、地獄のようです」という言葉を聞きました。

以上より、一番つらいのは、腸閉塞による痛みだということになります。

他につらいことはありませんか？　と聞きますと、以下のことがつらいとおっしゃいます。お腹が腹水で張って苦しいこと。そのせいなのか、最近まったく食欲がないこと。身体もとてもだるいこと。すっかりやせてしまって、筋肉もなくなって、体重も10キロ近く落ちています。とにかく最近は立ち居振る舞いが思うようにいかず、ちょっと歩いたりするのも難しくなってしまっていること。

特に最後のこと、立ち居振る舞いの低下をおっしゃる時は、不安そうな感じでした。

引き続き気持ちのつらさについてお話を聞いていきます。

精神的苦痛

これまできちんと健康に気をつけ、人間ドックにかかったこともあるのに、「なんで私がこんな病気になってしまったのか?」という気持ちからのいらだちがあるとのことでした。

また診断されてそれほど時間が経っていないのに、どんどん病気が進んで、驚きとこれから先についての不安を禁じ得ないと言います。そんな状況なので、不安で夜も眠れないし、早朝に起きてからも1日うつうつとして過ごしているとのことでした。

さて、次に社会的な苦痛にもお話を進めてゆきます。

「身体とお気持ち以外のことで何か心配なことなどはありますか?」

社会的苦痛

「私は子供が6歳と4歳なんです。病気になってから母親らしいことが何一つできていません。パートもして家計を支えていたのですが、それもできなくなり、経済的にもとても厳しいのです。数年前に買った家のローンもまだたくさん残っています」

特にお子さんのことをおっしゃる時には、悲しそうに涙ぐまれています。

「お話をお聞かせくださり、ありがとうございました。他にお気がかりなことはありますか?」

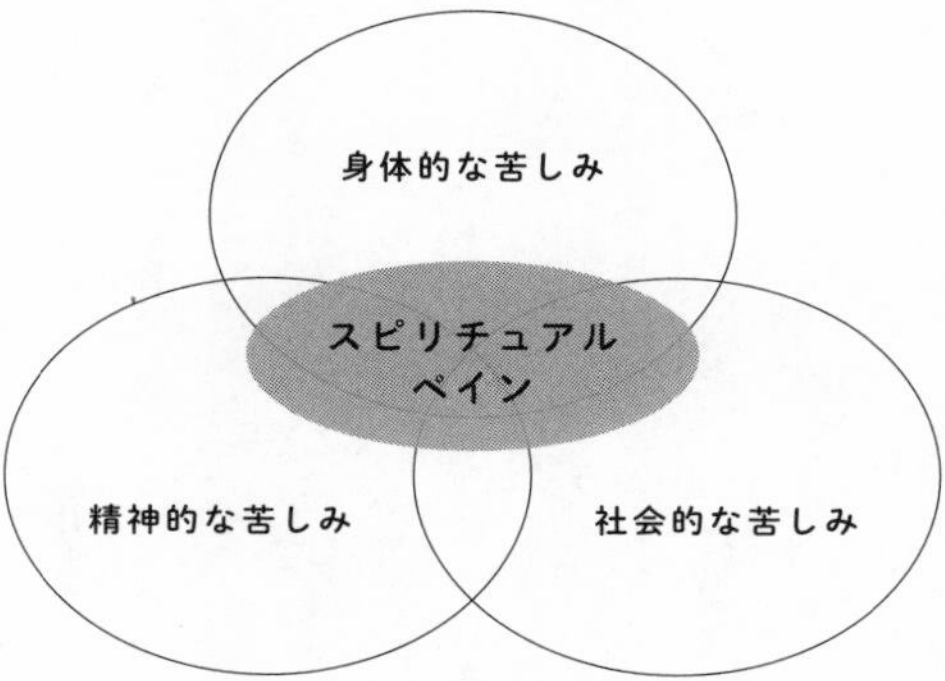

4つの苦しみの関係

すると、彼女はゆっくりと口を開きました。

スピリチュアルな苦痛

「母として情けない……そう思います」

「自分で言うのもなんですが、まじめに一生懸命に生きてきました。何も悪いことなんてしていないのに、どうして私が……死ななければいけないのでしょうか？」

「子供のためにも生きなければいけません。なのに身体はめちゃくちゃです。しかもまともに歩けない……。こんな状態で生きていても仕方がないと思います」

「みんなに迷惑をかけるくらいだったら、いっそ……とさえ思います」

「先生、私の一生って何だったんですかね？　何か意味があったんでしょうか？」

絶望の色を瞳に浮かべて彼女はそう締めくくりました。

さて皆さん、４つの苦しみの関係を思い出してください。

そう、身体的な苦しみ、精神的な苦しみ、社会的な苦しみの中にスピリチュアルペインは位置して、お互いに絡み合っているのでした。

先ほどの女性の例で考えてみましょう。

彼女の身体の苦しみを列挙すると、「痛み」「腸閉塞」「腹水」「腹部膨満《ぼうまん》感（お腹の張り）」「食欲不振」「全身倦怠《けんたい》感（だるさ）」「るいそう（やせ）」「体重減少」「立ち居振る舞いの低下（専門用語でＡＤＬの低下、と言います）」があるわけです。その中の最後、「立ち居振る舞いの低下（ＡＤＬの低下）」が、先ほどの3本柱の理論で言えば、「自律存在の低下」につながっている、つまりスピリチュアルペインと密接に関与していることが理解できると思います。

同じように考えてゆきます。

彼女の精神的苦痛は以下のようになります。

「いらだち」「不安」「不眠（これは身体的苦痛でもあります）」「抑うつ気分」があり

ます。とりわけ「これから先への不安」は同様に3本柱の理論で言えば、「時間存在の揺らぎ」と捉えることも可能でしょう。

社会的な苦痛は以下のようになります。

「母親としての役割の問題」「経済的問題」「仕事の問題」です。

とりわけ母親としての役割、家計を助ける存在としての役割などの揺らぎは、「関係存在の揺らぎ」のほか「自律存在の低下」にも関与していることが想像できるかと思います。

その結果としての、64頁に示した彼女の言葉、そして、「先生、私の一生って何だったんですかね？　何か意味があったんでしょうか？」に表れているスピリチュアルペインなのです。

苦悩者が率直に話せる環境をつくる

私は緩和ケアの専門家なので、このような方と出会ったら、まず身体的苦痛を和らげます。全身衰弱の結果としての立ち居振る舞いの低下を緩和することはかなり難しいのですが、今緩和できるものを和らげるだけでも、随分変わることもあるものです。

特にがんの患者さんの例で言えば、身体の苦しみを取り除いてあげないと、「こんな苦しい状態で生きている意味はありません」となることは容易に予想されますし、実際そうなのです。

また医療の現場でもそうですし、そうではないところも同じだと思いますが、このように苦痛は時に数多く存在し、絡み合います。それを一人の人間が改善することはとても難しいのです。**一人で何とかしようとしないほうが良いです。**

医療の現場では、精神的な苦痛に関しては臨床心理士やカウンセラー、精神科医の助けを借りたりします。また社会的な苦痛に関しては医療ソーシャルワーカーやケアマネージャーなど、これらの問題の解決に詳しいスタッフの助けを借ります。スピリチュアルペインに関しても、特に死後のことについては宗教家の助けを借りることもあります。

いずれにせよ、誰にでもできることは、傾聴を基盤にして、苦悩者の苦痛をこのように把握して、またスピリチュアルペインの存在に気がつくことです。

まずは**苦悩する方が、その苦悩を偽りなく率直に話せるような環境や雰囲気を作ること**。これはもちろんそのような人対人の関係を作れるように、支援者が努力するということも含みます。
そして、

「なぜ生きているのか」
「何のために生きているのか」
「毎日くり返される体験の意味は何か」
「自分はなぜ病気なのか」
「自分はなぜ死ななければならないのか」
「死んだ後はどうなるのか」
「人間に生まれ、人間として生きているということはどういうことなのか」
「私は人を幸せにできたのか」
「私は幸せだと言えるのか」

というスピリチュアルペインの訴えを見逃さないこと。
身体的や精神的、社会的な苦しみの存在をしっかりと理解して、それらの中でもス

スピリチュアルペインにつながるものが存在するのを知ること。

以上の3点を理解して、苦悩する人に接してゆくのが重要です。

そしてまた、これは、自らの今の苦しみを分析するときにも有用なものです。

自らの身体的苦痛は何か。自らの精神的苦痛は何か。自らの社会的苦痛は何か。

そしてスピリチュアルペインは何か。

それを知ることで、きっと楽になると思いますし、何から手をつけたら良いのかがそこから見えてくることだってあるでしょう。

問題を掬《すく》い上げる、掬うことは、自らあるいは苦悩する方を「救う」ことかもしれません。問題をつかむところから、すべてが始まるのです。

さてここから、それらのスピリチュアルペインをいかにして和らげてゆくのか、その方法（スピリチュアルケア）について説明します。

「答え」を見つけるまで、そばにいる

苦悩する方を支える時に、「苦しみを知る」ということをお伝えしてきました。ここからはより具体的に、スピリチュアルペインを持つ方の援助法を考えていきます。くり返しますが、なぜ「スピリチュアル」や「スピリチュアルペイン」にこれほど筆を割くのかというと、このことに対する理解なくして、苦悩する方を支えることは難しいからです。また日本においては、スピリチュアルというと誤って「スピリチュアリズム（心霊主義）」と混同されてしまっているので、魂や霊や生まれ変わりを信じることで救済を提供するもののように考えられてしまっています。

ここでまず誤ったスピリチュアルケアを考えます。

私が被災地の支援に行っている時に、ある方が教えてくれた話です。

その方は、お坊さんがいきなり「祈らせてもらっても良いですか？」という断りもなく、お経をあげる姿に辟易《へきえき》したと言うのです。彼女の話では、やはりきちんとしたお坊さんはどんな時でも「お経をあげてもよろしいでしょうか?」と必ず断りを入れてから、祈っていたというのです。しかし何人かのお坊さんは、何の断りもなく、いきなり人前で朗々とした声でお経をあげることがあり、彼女はそれに強い違和感を覚えたとのことでした。お坊さんにとってはお経をあげることが有り難いと確信しているのでしょうが、「私にはそれが傲慢《ごうまん》に思えた」と言っていました。なるほど……と考えさせられます。

あるいは、とあるホスピスでこういうことがありました。

そこには熱心なクリスチャンの医療者が何人かいました。ある終末期の患者さんの意識がもうろうとなったところで、患者さんが洗礼を受けたいと言っていると彼女らは言い出しました。チャプレン(病院付牧師)が呼ばれて、洗礼が無事執り行われました。しかしその後、彼の状態はとても正当な意思を表示できるレベルではなく、彼女たちが洗礼の方向に力を行使した疑惑が持ち上がりました。

実際に、患者さんのご家族はそのような思いを聞いたことがなく、また意識が低下した状態で本当に患者さんがそのような希望を明示したのかも彼女たち以外の証言では};はっきりしたものがありませんでした。私はその話を聞いて、「これは本当の救いなのか」と疑問に思いました。この一件はチャプレンからも、正当な方法に則っているとは言えず、きちんと事実関係を調査して、今後はそのようなことがないようにとの伝達があったと聞きます。

「救ってあげる」はひとりよがり

この2つの例で透けて見えるのは、特定の宗教なり超自然的な力なりを強く信じている人が持つ危険な傲慢さです。

確かに宗教は、「これを信じれば皆が救われる」という宗旨を持つものです。けれども、それが純化し過ぎると、人がこの力をもって必ず救済できると何の疑いもなく突き進み、またこの力に触れていないのはかわいそうだ、それでは救われないといった思いにつながることにもなります。

しかし、それではいけません。（超自然的な力という意味で誤って捉えられている）**スピリチュアル「で」ケアするものではない**のです。（その方の持つ存在の意味である）**スピリチュアル「を」ケアするのです。**

よく心霊主義のスピリチュアリズムで救われる……という人もいますが、時にそれはスピリチュアリズムへの盲信を招きます。結局それは何かに依拠して、時に依存して救われている状態といえます。

しかし私は本来、人は自らを助ける力を持っていると思います。超自然的な力に頼らず、自分を救うことができるのです。それは多くの終末期の患者さんをみてきて実感しています。

死が迫った仏陀が「さればアーナンダよ。汝らはただみずからを洲とし、みずからを依拠として、他人を依拠とせず、法を洲とし、法をよりどころとして、他を依拠とすることなくして住するがよい」と言ったように（これが中国に伝来して「自灯明・法灯明」となります）、照らすのは他人ではなく、自らであり、法である。仏陀を崇めるのではなく、自らと法を大切にせよという仏陀の教えは、それを端的に示している言葉だと思います。

スピリチュアル「で」、ではなく、「を」である。それが本当のケアであり救いであることを思わせるエピソードは他にもあります。それは地蔵さんにまつわるものです。一説によると、昔インドに偉い王様が二人いて、それぞれに神になる資格がありました。そのうち一人は一切智威如来という神になったのに、もう一人の王様は神にならなかったのです。しかも人の姿のまま、自ら望んで地獄に落ち、苦しみ続ける人々を救い続ける道を選びました。それが地蔵さんだというのです。地蔵さんは超自然的な力ではなく、苦しむ人のそばにあることが本当の救済であることを知っていたのでしょう。

もし神が誰かの苦痛を和らげたとしても、その人が生きている限りまた苦難はやってくるでしょう。その際にまた救う……というくり返しでは、結局「神頼み」であり、根本的な解決にはなりません。超自然的な力に依存しているだけです。

しかし地蔵さんのようにそばにいて、ともに苦しみ、その行く末をひたすら見届けようとすることはどうでしょうか? その結果として、苦しむ人たちが自らを救う方法を見つけたら、彼らは先にまた新しい苦難に出会ったとしても、今度は自分で乗り越えられるかもしれません。

日本にも同じような伝承があります。四国八十八箇所のお遍路さんは、一人で歩いているのではないといわれています。傍らに弘法大師空海がいて、常に一緒に歩いてくれるというのです。これは「同行二人《どうぎょうににん》」といいます。

確かに空海の姿は目には見えません。しかし苦難に出会った時、それと向き合う人びとのそばにあるのです。そう思えることが、苦悩者にはどれだけの救いになるかわかりません。私はこの地蔵さんや弘法大師のような存在を提供するのが「スピリチュアルケア」だと思います。

スピリチュアルケアとは、**存在の意味と向き合う人を支え続けること**であり、**答えを見つけるまでそばにいること**です。もちろん私たちは神でも地蔵さんでもなく、弘法大師でもないので、大きな力はありません。だからこそ「救ってあげよう」ではないのです。それは時にひとりよがりに過ぎないことでしょう。

「私の力で救う」というのではなくて、「そばにいて、答えを見つけるまで見守る」ということなのだと思います。だから**宗教や超自然的な力のスピリチュアル「で」ケアするのではなく、その方の持てる力を引き出してその存在（のスピリチュアルな側面）「を」ケアする**のです。

「死」をどのように捉えるか

スピリチュアルペインの具体的な悩みとしては、先述したように、「生」への問いと「死」への問いがあります。

まずは「死」への問いから考えていきましょう。

「人は死んだらどこに行くのか」
「死後に罰せられるのではないか」
「死んだら地獄に行くのではないか」
「死んだら無になるのではないか（怖い）」

など、死の後への問いです。

これは特に宗教性が強い問いでもあります。

これをどう捉えるかは、その方が信じているもの、特に宗教によって大きく変わります。

例えばイスラエルのエルサレム旧市街の向かい側にあるオリーブ山には、ユダヤ教徒の墓が隙間がないくらいに存在しています。そこにユダヤ教徒のご遺体は土葬されています。一神教を中心とした「最後の審判」思想を持つ宗教では、いずれ世界の終わりの際には神が最後の審判を行うとされ、その際に肉体に魂がかえって復活し、永遠の命を持つことになるという考えがあります。肉体を焼いてしまって復活が不可能にならないように、土葬をするのです。

そのような「最後の審判」思想（これは最後に向けて直線的に進んでゆくので、直線的な死生観と表現されることがあります）と、生まれ変わりの「輪廻《りんね》転生」思想（これは循環する死生観と表現されることがあります）の文化・宗教圏があり、各々の考える死生観や死後の世界は異なっています。

私はこれは「どちらが正しい」というものではないと思います。

さらに言えば、「どちらでもないのではないか」「それは人の優れた想像力が、死を超えるために生み出したものなのではないか」「厳しい時代にはそれが有効に機能したことは間違いなく、現代でも〝次がある〟という思想は終わりの苦しみを和らげることになるので優れた適応行動の一つなのではないか」「だから本当はない可能性だって十分あるのではないか」という「一回生で終わり」の思想、第三の思想もあるでしょう。私はこの第三の思想に親和性を感じています。それは私が日本文化圏かつ現代で生まれ育ってきたことと無縁ではないと思います。死後の世界については、フランスの哲学者であったパスカルの『パンセ』によると、「もし、人が死後の生命の存在を信じていたのに、実はそれが存在しなかったとしても、別に何も損したことにはならない。しかし、死後の生命が存在するにもかかわらず、それを信じなかったために、手に入れそこなったとしたら、もう取り返しがつかない。その人は永久にすべてを失うことになる」

「信じればすべてを手に入れることができ、そのことで失うものは何もないのだから、死後の永遠の生命を信じる決断のほうに賭けるべきだ」と結論しているとのことです（アルフォンス・デーケン『死とどう向き合うか』NHK出版）。

おもしろいですが、パスカルが宗教者だったことを考えれば、「ない」という前提は微塵《みじん》もなかったのではないか、だからこその論理なのではないかと21世紀の日本に生きる私は思います。

日本人の「無常観」

私がより今の時代にも適応するのではないかと思うのは、やはり仏陀の考えです。仏陀の弟子が、死後の世界があるのかなどの問題に答えてほしいと言うと、仏陀は言いました。「毒矢をもって射られたとするがよい。私を射た人はどのような人であるか。私を射た弓はどんな弓か。私を傷つけた矢は、その矢柄はどんなで、その羽はどんなで、その尖端《せんたん》はどのような形をしているか。それらのことがわかるまでは、この矢を抜いてはならぬ、と言ったとするがよい。もしそうすると、彼はそれらのことを知らないで、命を終えてしまうだろう」

つまり「**どうやってもわからないことをあれこれ考えていても、結局人生の無駄である。だから今をどう生きるかを考えたほうが良い**」、それを毒矢のたとえで示したのです。この言葉も様々な解釈がありますし、輪廻転生の思想が仏陀以前からあったインドでは、仏陀が死後の世界を信じていなかったとは言えないとの意見もありますが、「それは置いておいて」他に考えるべきことがある、というこの考えが私は好きです。

死後の世界は、それこそ数多くの天才たちを惹きつけてきたもので、それぞれの理論を駆使して説明を試み、またその結果も出ていますが、周知の通り、これは証明しようがないものです。だからわかりません。絶対にわかると言うほうが、私は現在においては、おかしいのではないかと思います。


では日本人はどうだったか。死生観の専門書ではないので、多くの筆を割くことは避けますが、経済小説家の橘玲さんは、「日本人は、御利益のある神と自分の得になる権威しか認めない（略）日本人は有史以来、世間のしがらみに搦《から》めとられながらも、現世を楽しく生きることがすべてだと考えてきたのだ」（『（日本人）』幻冬舎）と結論していますが、興味深い指摘です。

それに関連しているのかもしれませんが、このスピリチュアルペインの「死後の苦しみ」は、日本人にはそれほど強固に出現しません。唯一、犯罪者の方の終末期を看取った時のみです（この例は後で紹介します）。

日本人でしばしば認められるのは「無常感」です。無常とは、仏教を由来とする、この現象世界のすべてのものは生滅して、とどまることなく常に変移しているというものです。無常感は『平家物語』や『方丈記』などの文学作品に古くから表現されています。

結論から言えば、日本人は「あるがまま」をそのまま受け止め、はかなさやむなしさもそのまま生の楽しみゆかしみと共存させることが出来る精神を抱いていると思うのです。

先述のように私も死後の世界は、信じておりません。けれども、死者とも共に生きているように感じますし、また一緒に時を過ごした人たちと死後に会えるといいなと思うこともあります。この矛盾のようにも見える2つの気持ちを共存させることができ、死後の世界の「確信」がなくとも曖昧なままに受け止めて過ごし、逝くことができるのが日本人なのではないかとも思うのです。

だからこそ、「死後はどうなるのでしょうか?」という目立った問いが投げかけられることはあまり多くありません。逆に一神教の信仰を持ってらっしゃる方のほうが、神の御許に行けるのか……とご不安になったりすることがあるような気がします。

ここでは拙著『死ぬときに後悔すること25』（新潮文庫）でも紹介した、ある患者さんのスピリチュアルペイン（死への問い）を紹介したいと思います。

とある犯罪者の「恐怖」と「後悔」

50代男性の大腸がんの末期の患者さんでした。

実は彼は犯罪者だったのです。彼はチャプレン（病院付牧師）を通して、キリスト教の教えに慣れ親しみました。

彼はある日、思いつめたような瞳で言いました。

「許しが欲しいのです」

と。

彼の願いで、キリスト教の洗礼が施されることになりました。

しかしどうしたことでしょうか、洗礼の日が迫るにつれて、彼の容体は階段を転げ落ちるように悪くなってしまいました。それは彼に恐怖を抱かせるに十分だったのです。

「私は許されるのだろうか……」

まるで天国の門が、救いが、許しが、閉じてゆくようにも彼には感じられたのだと思います。

「やはり許されない、そういうことなのだろうか……」

彼の恐怖は募《つの》っていきました。

彼はベッドのうえで煩悶《はんもん》しました。文字通り頭を抱え、身の置きどころがないように身体をひっきりなしに動かしました。

「ああ！　ああ！」

彼は自らが犯した罪を心底悔いたのです。もちろん彼はこれまでにもその罪を悔いてきたでしょう。しかし私には、本当の悔いが彼の中に生じているように見えました。それは神が課している試練のようにも、確かに見えたのです。

周りで見守っている人間にも長く感じるような時間が流れました。本人にとっては果てしなく長い時間に感じられたかもしれません。一週間が経って（たった一週間です）、彼は洗礼を迎えることができました。

「うっ……ううっ……」

彼の両目からとめどなく涙があふれました。嗚咽《おえつ》は止めようもなく、激しさを増すばかりです。言葉も震えて、言語の体をなしません。唸りのような声で、肯定の意思を示しました。最終電車の扉が閉じる所に、滑りこまんとするような、そんな必死の形相がそこにありました。

そんな彼の額に、静かに聖水が垂らされました。彼はその場で崩れ落ち、平伏しました。そして少しの聖水が、まるで大河になったように、彼は大粒の涙を流し続けました。

翌朝、彼の部屋に行った私は驚きました。

そこにいたのは、晴れやかな顔の一男性でした。「先生、私はもう大丈夫です。これまでありがとうございました」そう静かに紡ぐ言葉の響きさえ変わっています。

それまでの険しい表情はそこになく、確かに重犯罪者らしい凄みのある容貌であった彼は、まるで別人のような表情になって、犯した罪への謝意を述べながら穏やかに亡くなっていったのです。そこに死への恐怖はまったくありませんでした。彼は神の御許に行けることを確信したのだと思います。神がそこにいてくれることを悟ったのだと思います。

思えば洗礼の前の数日間、彼ののたうちまわる様は鬼気迫るものでした。神は、あるいは彼が害した人は、彼に真の悔いを要求したのでしょう。

彼には身体的な苦痛はほとんどありませんでした。それにもかかわらず、まるで余命が数日の方のような〝身の置き所のなさ〟に、彼はもだえ苦しんだのです。

犯した罪への真なる後悔、それがゆえに未来永劫許されないとの恐怖、それははたから見ていても恐ろしく強いものに思えました。地獄に落ちるとの、あるいはこのまま消滅してしまうとの恐れが彼をおののかせたのです。

ただくり返しになりますが、彼のように来世が見えずに恐れおののいた例は私の観察上決して多くありません。なんといっても日本は自然が豊かな国で、自然に包まれているという実感があります。その中で生き、自然と同じように、いつか去ってゆく、それが怖いことではないからなのだと思います。「無常感」すらも、現世的である日本人が、この現世をたくましく生きてゆく智慧なのかもしれません。

「死への問いかけ」にはどう答えるべきか

最後に対応法について記します。

「死」への問いが投げかけられた時に、私たちはどうすれば良いのでしょうか。

特定の宗教を信じている方に対してであれば、やはりその宗教の原点に立ち返って援助するのが最適でしょう。宗教家に助けを求め、お話をしていただくというのが一つの方法になると思います。

あるいは特定の宗教を信じていなくても、私が勤務していたホスピスではチャプレンと話を望まれる方もいらっしゃいました。無宗教でも、宗教の教えは何らかのヒントや生きる指針をもたらしてくれるものです（もちろん個人崇拝が著しい新興宗教はあまり好適ではありませんが。その意味で長年の時の侵食に耐えている従来の宗教に、やはり一日の長があるのではないかと思います）。

ただ残念なことに、日本はしばしば葬式仏教になってしまっているので、お坊さんが病院に来られることを縁起が悪いと嫌がる場合があります。仏教者も本来の仕事に立ち返り、生者を救うという力を取り戻してほしいと思います。

明確な答えは求めていなくて、ただ誰かと「その後」の話をしたいだけであるということもしばしばです。だから私はこの問いも専門家しか答えられないものだとは思いません。誰にでも答えられると思います。ただそのためには、接する側も自らの

「死生観」を醸成して、私はこう思います、と答えられるほうが良いでしょう。

いずれにせよ、スピリチュアル「で」ではなく、スピリチュアル「を」であるということを思い出してください。援助者は自らの死生観を押しつけるものではありません。まずは苦悩する方がどう考えているのかを十分聴いて、求められれば自らのものも話し、基本的には苦悩する方の考える世界を肯定してあげるべきものと思います。もっともあまりに悲しく悲惨なあの世を思われてらっしゃる時は、やはりそうとばかりは言えないのではないかと違った考え方を提供するのも許容されるでしょう。ここはバランスです。

今、増える「生」への問い

さて、相対的に少ない「死」への問いに比べて、頻繁《ひんぱん》に見聞きするのが、「生」への問い、です。

「私はなぜ生まれてきたのか」
「なぜ生きているのか」
「何のために生きているのか」
「自分の人生にどんな価値があったのか」

など、存在の意味や目的を問うものです。

先にも述べましたが、通例苦しむ人々と接する時は、彼あるいは彼女が否定的な意味合いでそうした問いを発することは言うまでもありません。

「私はなぜ生まれてきたのか」〈生まれてこなければ良かった〉

「（こんな状態で）なぜ生きているのか」〈生きる意味などない〉
「自分の人生にどんな価値があったのか」〈価値などなかった〉
というような形です。

実は現在の日本で、少なからずの人の心の奥底に眠り（とはいっても、これまでスピリチュアルの構造で述べてきたように、それは人の存在の中核に元からあるものです）、危機の際に表面化するのは、「死」への問いというよりは、このスピリチュアルペイン――「生」への問い――です。

あるいは危機に及んでいなくても、しばしばスピリチュアリティに思いをはせることがあるかもしれません。

「私はなぜ生きているのでしょうか？」

皆さんが真剣にそう問われた時、皆さんはどう答えたら良いのでしょうか。

例えば先述の「死」への問いであれば、宗教的な要素も強いことはお話ししました。もちろん「生」の意味も各宗教は説いているので、特定の宗教を信じている方にはその教えを提供するという方策があるでしょう。しかし「生」の意味は宗教的側面だけでは語れず、その方自身のこれまでの生き方なども密接に関与しているものです。

さてここからこれまで述べてきた「傾聴力」の根幹となる部分に入ってゆきます。どうかよろしくお願いします。

そもそも生きる意味とは何でしょうか？

生きることには、常に意味がある

くり返しますが、特定の宗教では、それぞれ生きる意味を説明しています。けれどもそこまで熱心な宗教者ではなかったり、多数の日本人のような無宗教だったりした場合にはどうしたら良いのでしょうか？

第二次世界大戦時に強制収容所に入れられた精神科医・心理学者のV・E・フランクルは、強制収容所で苦悩し絶望する囚人たちの前である晩こういう話をします。『夜と霧』（みすず書房）の中の逸話です。

「あなたが経験したことは、この世のどんな力も奪えない」わたしたちが過去の充実した生活のなか、豊かな経験のなかで実現し、心も宝物としていることは、なにもだれも奪えないのだ。そしてわたしは最後に、生きることを意味で満たすさまざまな可能性について語った。わたしは仲間たちに語った。人間が生きることには、つねに、どんな状態でも、意味がある、この存在することの無限の意味は苦しむことと死ぬことを、苦と死をもふくむのだ、とわたしは語った。

フランクルの根本の主張である、**「人間が生きることには、つねに、どんな状態でも、意味がある」**が表現されています。

また、『死ぬ瞬間』（中公文庫）の著者であるエリザベス・キューブラー・ロスはフランクルの言葉としてこう紹介しています。

もし患者に、自分の人生の意味は何なのだ、と聞かれたら何と答えるべきだろうか。医者が一般的な言葉でこれに答えられるとは思えない。人生の意味は人によってさまざまであり、時々刻々変化するものだからだ。大切なのは一般的な人生の意味ではなく、いま現在のその人にとっての人生の意味なのだ。

人生において遭遇するそれぞれの状況は、人に与えられた試練であり、解決すべき問題を提起しているのだ。そう考えると、人生の意味は何かという問いかけは、じつは逆なのではないだろうか。結局のところ、人生の意味など問うべきではなく、自分自身がそれを問われているのだということに気がつくべきだ。つまり一人ひとりが、人生からその意味を問われているのであり、自分自身の人生のすべてを引き受ける、つまり責任ある生き方をすることによってのみ、それに答えることができるのだ。

人生の意味を問うのではなく、問われているのだというのです。人生が、あなたに問うている、という発想の転換です。

「もう死にたい」という言葉にどう答えるか

まとめますと、こういうことです。

「人間が生きることには、常にどんな状態でも意味があり、それは苦と死すらも含んでいる」

「過去の豊かな経験の中で実現し、心も宝物としていることは、たとえいまがどんな厳しい状況であっても、なにも誰も奪えない」

「人生の意味は問われている」

「苦悩する人にとって必要なのは、一般的な人生の意味ではなく、いま現在のその人にとっての人生の意味である」

ただ重要なのは、

「もし患者に、自分の人生の意味は何なのだ、と聞かれたら何と答えるべきだろうか。医者が一般的な言葉でこれに答えられるとは思えない。人生の意味は人によってさまざまであり、時々刻々変化するものだからだ。大切なのは一般的な人生の意味ではなく、いま現在のその人にとっての人生の意味なのだ」

という言葉の通りで、意味を問われた時に、「あなたの意味はこれこれです」と答えるのは意味をなさないということです。あくまでその人にとっての意味を見出さなければなりません。けれどもそれは、突き詰めれば「そこにあるもの」だと言えるでしょう。「生」の意味に苦しむ人たちを支える者は、**そこにあるそれを見出すお手伝いをするもの**であると言えるのです。

それを踏まえれば、もし皆さんが、「私はなぜ生きているのでしょうか？」というような問いを投げかけられた時、どう答えるでしょうか？　あるいは、

「もう死にたい」

「生きる意味が見つからない」

「私はどうしたらいいんですか？」

そんな問いが投げかけられた時、皆さんはどう答えますか？

「そんなこと言わないで」と言いますか？

「どんな時にでも意味がある」と言いますか？

そうではなく、その方にとっての生の意味を探すお手伝いをするのです。それには「話を聴く」ことが必要です。だからこそ「傾聴」が重要なのです。

ただ「生きる意味は何でしょうか？」と問うている人に、「生きる意味は何でしょ

うね?」と返して、改めて問う側が自ら深く考えて答えを見出すこともありますが、「わからないから聞いているんです」となることもあるでしょう。

どうしたら良いのでしょうか?

「時間」が「物語」をつくる

淀川キリスト教病院ホスピスの元主任看護課長でスピリチュアルケアの第一人者である京都大学の田村恵子さんはベナーとルーベルの看護論を取り上げています。それにはこうあります。

「人は自分のそれまでの経験に対する自分なりの解釈をもってそのつどの現在を生きており、その意味で現在という瞬間は人生の過去の瞬間のすべてと結びついている。そして過去と現在のこうした意味的結びつきを背景として、何かが未来の可能性として立ち現われてくる」

「『時間』はそれゆえ、意味の連関としての『物語(story)』をつくりだす」

「患者は依然として関心と意味をたずさえて状況に関与し、限界を設けられながらも依然として将来に心を傾けているのである」

「患者の目標と喜びは、いま置かれた状況で自分に何が可能かによって境界づけられている」

（田村恵子『がん患者のスピリチュアルペインとその対応としてのケア・2005』）

ここで注目していただきたいのは、

『時間』はそれゆえ、意味の連関としての『物語（story）』をつくりだす」

という一節です。

人は過去と現在を通して、それぞれの「物語」を作り、それを背景として、また新しい未来に心を傾けてゆく、未来を作り上げてゆく、ということです。

緩和ケア医であるひじり在宅クリニックの岡本拓也先生は、傾聴とは何かということを著書でこう定義しています。


（傾聴とは）「志向相関的に聴くことを通して、傾聴する対象となる人が自分自身の存在と自分の人生を肯定できるような新しい物語（構造）の再構成ができるように援助する行為」と捉えることができる。「傾聴」という援助を通して、患者や家族の中から、彼／彼女のＱＯＬを改善するような物語を引き出し紡ぎ出す。

（岡本拓也『わかりやすい構造構成理論—緩和ケアの本質を解く』青海社）

さて全貌が見えました。

まとめます。

人にはそれぞれの人生の物語があります。それを背景として生きています。しかし危機を通して存在の意義は揺らぎ、その物語が変容してしまいます。けれども傾聴を通して、新しい物語（構造）を再構成するのを援助することで、あるいは生活の質を改善する物語を引き出し紡ぎだすことで、その物語は生きる意味を再び与えてくれるものへと変化します。

つまりスピリチュアルケアとは、**そのような方法を通して、苦悩者自身が人生に新しい意味合いを付与するお手伝い、支援、援助をすることにある**と言えるでしょう。

それゆえ、その方の物語をつかみ、その方の背景を知ることが大切であり、だからこそ傾聴が重要なのです。

例えば交通事故で四肢麻痺となってしまった方のことを考えましょう。

当初は何をするにも人の手を借りなければならなくなったことに絶望します。こんな状態では生きている意味がないと感じます。

援助者は「一般的な生の意味」を彼に説いても、何の支えにもならないことを知らねばなりません。まずは日常に気兼ねなく様々なことを話せる関係を作ります。その関係を基盤とする中で、「生きている意味がない」と問われた時に、「どのような経緯でそう思うのか?」を聴いてみることです。あるいは何らかのきっかけを元にして、「これまでのことを教えてください」と彼の物語を聴いてみることです。

運動選手として、人一倍頑張ってきたこと。仲間の助けがあって、いろいろな業績ももたらされたこと。それがあの事故で一変してしまったこと……。

最初は不幸で終わる物語かもしれません。しかし何度もその物語が紡がれる中で、時になにかが変わり始めます。

「でも僕は幸せだったのかもしれないですね」

「どうしてそう思いますか？」

「だってもっと不幸な人だっているでしょう？　自分はそれでも運動で成功できた。仲間だっていた。だから不幸とばかりは言えないと思うんですよ」

物語が変わり始めた証です。

いつかもっと物語が変われば、「受けてきた恩をみんなに返したい」「だからこんな状態でもこれだけできるんだってみんなに知ってほしい」そうやって新しい彼の人生の意味が立ち現れ、新しい物語が生まれ、そしてまた紡がれてゆくのです。

70代女性、末期がん患者が見つけた「物語」

終末期においてもそうです。

私がかつて拝見した70代女性の末期がんの患者さん、森山さん（仮名）のエピソードです。

「おはようございます」

私がドアを開けて部屋に入ると、部屋の真ん中にあるベッドに森山さんが座っていました。窓の外を見ながら、彼女は言いました。

「先生、おはようございます。今日は寒いなあと思ったら、やはり雪ですね」

「そうですね。結構降っていますよね。でも、北海道ほどではないでしょう?」

彼女は北海道の生まれ育ちです。

「それはさすがにそうですね」

「今朝は坂で転びそうでした」

「はは、先生が転んだら私が困るので、十分注意して下さいね」

「ははは、森山さんが主治医のようですね」

「はは、ごめんなさいね」

私はベッドの側にゆっくり寄り、いすに腰を下ろしました。

「さて、今日の具合はいかがですか?」

「ええ、おかげさまで。大丈夫なようです」

「そうですか」

「ところで先生、ここは本当に静かな所ですね」

「ええ、山の中にありますからね」

「そうですよね……」

彼女は何か遠くの記憶をたぐりよせるような顔をして窓の外を見つめました。

「北海道の雪はやはりすごいですか？」

「もちろん、降る量は違いますし、積もり方も違いますよ。でももう離れて長いですから、今は懐かしいという印象ですね。遠い気がしますよ」

「森山さんはいつからこちらにいらしたんですか？」

「万博の頃です。１９７０年」

「どうして北海道からこちらに来られたんですか？」

「どうしてでしょうね？　……そう、先生、人間はいろいろな事があるものよね。私もいろいろあったわ。いろいろあって、突き動かされるように北海道を出よう、別のところに住んでみよう！　って。親からも反対されたけど、思い切って来ちゃったわ」

「なるほど」

「でも、ここに来て良かった、そう思っているの」

「そうですか」

「ええ、そしてここで最期まで過ごせることも、幸せだと感じています」

穏やかに微笑んで、彼女はそう言いました。

「ところで先生は何でお医者さんになろうとしたんですか？」

「私ですか？」

「ええ、そうです」

「私は……小さい頃体が弱くて。しょっちゅう熱を出しました。そんな時とても苦しくて。近くに病院があって、優しい女医さんがいました。今はもう亡くなってしまったんですが。その女医さんがいつでもしっかり治療してくれて。私もそういう医者になりたいと思って、それで」

「では、先生は体が弱かったんですね」

「ええ。もちろん今は大丈夫です。でも体が弱かった幼い頃は、つらかったし悔しかったです」

「そうだったんですね。ところで……先生はストレプトマイシンって知ってる？」

「ええ、もちろん。結核の薬ですね」

「サナトリウムのことは？　結核療養所」

「もちろん知っています。けれど、行ったことも直接見たこともないです」

「それはそうでしょうね。……先生、私ねえ、結核療養所にいたの。それもね、三年半よ。三年半。二十代のうら若き頃にね」

「三年半……？」

「そう、長かったわ。たくさんの人が死んだ。私も何度も助からないかと思った。もう二度と街を歩いたり、好きな服を買ったり、おいしいものを食べたり、そういうことが出来ないかと、そんな覚悟もしていた。しかしある日、とうとう私の前に現れたわ。ストレプトマイシンが。薬が来る前まで、多くの人が亡くなったわ。でも薬が来たら、今度は亡くなる人のほうが少なくなった。もう少し前に届いていたら、死ななくてもすんだお友達もいたわ。世の中は不思議なものよね」

「……」

沈黙の時間が流れました。そして彼女はじっと私を見つめました。

「今、私の病気にストレプトマイシンはないわ」

「……森山さん」

「今、ここにストレプトマイシンと同じような薬はない。でも私は大丈夫なの」

「大丈夫？」

「そうよ。……二十一世紀の特効薬は……二十一世紀のストレプトマイシンは、心だったわ」

「心……ですか？」

「ええ。私は間違っていました。病気が治らなくても、私を救うことは出来るんです。私を薬が救えなくても、私を心が救うことは出来るんです。私を、私が、救うことは出来るんです」

「……なるほど」

「人は、老いるし、病むし、死ぬわよね。現に私がそう」

「……」

「それを嫌だ嫌だと思っていたの。でもね、ある時から決めたの、それは仕方がないこと、だから楽しく生きようってね」

「ええ」

「そしたら、世界がまったく違って見えた。確かに、先生方の緩和医療で私は苦痛から大きく解放されました。ただ、緩和医療にも限界はある」

「確かに……その通りです。歩けなくなった人のつらさや、亡くなっていく方の根源的な苦悩を取り除くことは容易には出来ませんから」

「けれども、心がすべてを救う、私はそう思うの」

「心……」

「そう、考えてみれば当たり前のことよね。人の行く末は決まっているようなもの。それをどのように捉えるか、それで道は変わってくるんじゃなくて？　私、今が一番幸せなのよ」

彼女はにっこりと笑いました。

「ほら、空も晴れてきた。泣いても笑っても、同じ空」

会話の中から生まれた新しい物語

森山さんは、私の促しに応じて、自らの人生を振り返りました。

その途中、彼女は私の人生についても問うています。二つの物語が交錯します。

彼女は若い頃の死の恐怖と、それと向き合った日々を思い出しました。絶望に心震えた日のことを想起したのです。

しかし彼女はそれで自ら気がつきました。自分にはそれを乗り越えた経験があり、そしてまた乗り越えてきた誇りがあることに。乗り越えてきた自信があることに。自分を救ったのは決してストレプトマイシンだけではないと思い当たったのです。

もちろんこれは私とのこの時間だけでたどり着いたものではないでしょう。彼女は入院後ひたすら考えていました。それまでの時間は、これから先への恐怖に暗い顔をされることもありました。不安で眠れない夜もありました。

けれどもこの頃から、何かが変わり始めました。

そう、**彼女の中で「新しい物語」が生まれたのです。**

確かに彼女の立ち居振る舞いは既に少なからず障害され、自他ともに未来が薄らいでいるのは感じていました。しかし彼女はそれ以後決然として最期の日々を過ごし、晴れやかな顔で終末期を過ごし、本当に穏やかな顔で逝きました。彼女の新しい物語は、死を超える力を持つものだったのです。彼女はそれを「心がすべてを救う」と表現されました。

例えばライフレビューというケアがあります。

死期が迫ると人は過去を振り返る傾向があり、過去を他者に語る、これまでの生

（ライフ）を振り返る（レビュー）という行為となって現れることがあるのです。私の経験ではこれを意図的に行うというよりは、患者さん自らが語ってくれることが多いです。傾向としては、例えば生まれた場所や育った場所を尋ねるとそれをきっかけに話が始まることが多いと感じています。

あるいはディグニティセラピーという治療があります。次の質問に答えてもらい、その答えを記録することで、大切な誰かにそれを残すという作業を行うものです。質問は以下のようになっています。

1. 人生で一番の思い出として残っていること、最も大切だと考えていることは、どんなことでしょうか？　人生で一番生き生きしていたと思うのは、いつでしょうか？
2. 皆さん自身のことで、ご家族に知っておいてもらいたいことや、ご家族に覚えておいてほしいことが、何か特別にありますか？
3. （家族内の役割、職業上の役割、そして地域での役割などで）人生で果たしてきた役割のうち最も大切なものは、何でしょう？　なぜそれは重要なのでしょう？　そしてその役割において、なし遂げたことは何ですか？
4. なし遂げたことで最も重要なことは、何ですか？　一番誇らしく感じたことは何ですか？
5. 愛する人たちに言っておかなければならないと感じているけれども、伝えられていないことはありますか？　できればもう一度言っておきたいことがありますか？
6. 愛する人たちに向けての希望や夢はどんなことでしょうか？
7. 人生から学んだことの中で、他の人に伝えておきたいことは、どんなことですか？ ご家族に残しておきたいアドバイスや教訓、導きの言葉は、どんなものですか？
8. 将来、家族の役に立つように、残しておきたい言葉や指示などはありますか？
9. このずっと残る記録を作るにあたって、他に加えておきたいものがありますか？

すでに本書をお読みの皆さんはお気づきだと思いますが、これも「物語の意味を見出す質問」という点で、新しい物語を作ることと同根のものです。

これらを考え記すことで、彼／彼女の人生にまた新しい意味が付与されるのです。新しい意味に満ちた「物語」が生まれてくるのです。その時にこの新しい物語は危機を乗り越えることができる強い物語となっているのです。

今、苦しみ悩む人々にも、それぞれの物語があります。それぞれの背景があります。大きな事態で、あるいは時にはちょっとしたきっかけで、その物語が不幸な物語、あるいは今の危機を乗り越えられない物語となってしまっているのかもしれません。

それが新しい物語になるのを助けるのが、スピリチュアルケアです。

ただ決して勘違いしてはならないのは、新しい物語に援助者が「する」のではないということです。あくまでご本人が見つけた物語でなければいけません。もちろん援助者も求められれば自らの思いを、あるいは自らの物語を伝えることは大切です。ただ「積極的に変えよう」と関わることではなく、その物語を語る場が新しい意味に満ちた物語を生み出す素地になれば良いと願いながら臨んでゆくというのが正しい表現になろうかと思います。

もう一つ、大切なことをお伝えします。

「死」への問い、「生」への問い双方にも共通しますが、**苦悩する方の問いには必ずしも「答えなくても良い」ということ**です。いや、むしろ安易に反応すると、苦悩者がそれ以上言葉を紡げなくなってしまうこともあります。私たちは「応えたい」という思いがあります。あるいはある言葉を受ければ、様々な感情が想起されます。しかしそれに「待った」をかけるのです。まだもう少し眼前の方が語り尽くしていないことがないかを考えるのです。

そのために必要なのが沈黙です。私は苦悩者を支えるには雄弁よりも、沈黙のほうがずっと大切だと体得しています。本当に「沈黙は金、雄弁は銀」なのです。

国立保健医療科学院『医師・歯科医師に対する継続的医学教育のための資料集』によると、沈黙は以下のように表現されます。

> 準言語的コミュニケーションである沈黙は、大きく2種類に分けられる。一つは、お互いに話すことが無くなった時の、言わば「気まずい沈黙」である。もう一つは、どちらか一方の葛藤が高まり、その葛藤の中で話そうか

話すまいか、あるいはどのように話そうかと考えている、「葛藤の中での沈黙」である。医師と患者の間のコミュニケーションでは、後者の沈黙が特に重要である。患者の中で、何らかの葛藤が高まっている時に、しばらくの間言葉を出さずに沈黙して、患者からの言葉を待つことが必要になることも多い。沈黙に耐えることは、傾聴の基本の一つである。

改めて聞きます。

皆さんが、「私はなぜ生きているのでしょうか?」というような問いを投げかけられた時、あるいは、

「もう死にたい」

「生きる意味が見つからない」

「私はどうしたらいいんですか?」

そんな問いが投げかけられた時、どう答えますか?

もうおわかりのことと思います。

これに一般論で答えることはできません（答えても良いですが、助けにはなりません）。

そしてこれを問う背景があります。物語があります。だから、それらを聴く必要があります。

けれどもあまりに絶望の色を湛《たた》えて、

「もう死にたい」

「生きる意味が見つからない」

「私はどうしたらいいんですか」

という言葉が紡がれた時、「どうしてそう思うのですか？」とすらも聴くのがはばかられる時があります。すると沈黙せざるを得ません。

あるいは「そう思うのも当然だろうな」と思うと、何も言葉が出てこないのが普通です。

逆に、「そんなこと言わないでください」「生きる意味はありますよ。どんな時も」と即答してしまうのは、「あなたの苦しみが私にはわかりません」と答えるのと同義であり、感性を働かせてその言葉を発した方の気持ちを思えば決して湧いてこない返答のはずです。あるいは、「それを言われるとつらい」というメッセージを送ることでもあります。このような返答をすると、もう次がないことがあります。「相談されることがなくなる」ということです。諦められてしまいます。

よく講演会などで聞かれます。

「どう答えたら良いのでしょうか?」

と。答えなくて良いのです。と言うより、これまで書いてきたことを真に理解してくださっていれば、答えられないはずです。それで良いのです。

先述の沈黙の説明を借りますと、『どちらか一方の（筆者注：双方ということも私はあると思います）葛藤が高まり、その葛藤の中で話そうか話すまいか、あるいはどのように話そうかと考えている、「葛藤の中での沈黙」』は「傾聴」そのものなのです。

苦悩する人は、言葉を投げかけて、それを自らの耳でも聴き、頭で反芻《はんすう》します。その際に投げかけられたほうが沈黙することで、苦悩者は自らの今発した言葉を考えるいとまが与えられるのです。

また「どう答えたら良いかわからなくて、挙動が不審になってしまう」と悩まれる方もいます。挙動不審になって、やっぱり答えてしまう……のではいけませんが、もじもじして、あるいは身じろぎして、あるいは少々迷いが顔に出てしまうのは、それはそれで良いと思います。ただやっぱりそこで「じゃ」と話を切り上げないでください。「沈黙」も傾聴です。その場にあり続けることでも、私たちは苦悩者に何らかのメッセージを送ることができます。究極的には自らしか自らを救えません。だから答える言葉は時に意味を為しません。けれども十分彼らの答えのない問いを受け止め、身じろぎながら沈黙し、彼らのためになるかもしれないと迷いながら発した言葉はもしかすると苦悩者のヒントになるかもしれません。

ですから私は皆さんに言います。答えのない問いを投げかけられた際はどんどん沈黙してください。もちろんどう対応したら彼らの救いになるのか、それを十分考えて、です。

さて最後にまとめます。

傾聴は、その方の物語を引き出すものです。そしてそれが新しい、スピリチュアルペインをも乗り越えるものへと変容するきっかけを提供するものです。

傾聴は、沈黙も含みます。

以上です。具体的な方法論は次の章で説明します。傾聴の「心」をより知るために、いくつかの事例や文章から考えてこの章を終えたいと思います。なお、実際の事例は個人情報保護の観点から諸配慮を行っていることをご承知おきください。

思い出を語ることで、家族とのつながりを再発見（60代女性・末期がん）

カルテより ― 胃がんの末期・推定余命数週間

聞き手 ― 看護師

○月×日

患者さんの言葉「私は両親ともに自分で看取っています。特に母は私の腕の中で看取りました。母の看病は少し期間がありましたが、父は最後の1日だけでしたけれども」

「家に帰るんですか? 私の親の時はね、子供たちが自分で生活できるくらいだったから。でも娘の子はまだちっちゃいでしょう? 子の世話をしながら親の介護は無理ですよ。私は娘に負担をかけたくないんです。娘はやるって言ってくれていますが、それはやったことがないから言えるのであって、経験者の私は賛成できません」

「それに急に痛くなったりして呼んでも、病院みたいにお医者さんとか看護師さんがすぐに来てくれるわけではないでしょう? 私は苦しまずに逝きたい。苦しむ姿を娘に見せたりすることはしたくないんですよ」

「だから家には帰りたくないですね」

○月×日から1日後　　**聞き手―医師(私)、看護師**

(在宅移行への不安の話をされる、主な心配は〝急激な症状増悪《ぞうあく》の時〟のようだ)

（私……急激な症状増悪の際も、対応できる薬剤をすぐ手元において迅速に服用し、また在宅医の関与があれば速やかに対応してくれると思われるので、病院と比較して著しく不安というわけではないですよ、と説明した）

私「けれどもどうしても帰りたくないということであったら全然無理する必要はありません。それはどうですか？」

「いえ、まったくそんなことはありません。できれば帰りたいとは思います。ただやはり……」

（もう一つの危惧《きぐ》は、〝娘さんに負担をかけること〟のよう）

「私の実家はA市にあります。父と母もそちらで看取りました。父は入院をくり返していたけれども最後は1日でした。母は4か月だったかな。A市によく通って、泊まりがけで介護しました。その時の苦労があるから、娘には同じ負担は無理！　と思うんですよね」（娘さん脇で苦笑される）

私「実家がA市だったんですね」

「そうです。A市です、母の実家はB市ですよ」

（B市の話を二人でする）

「私が在宅療養かどうか決めなくちゃいけないと思うと……。なんだか流れはそちら（在宅）になっているかのような気がして……。私次第……と言われても、決められないですよね」

娘さん「どうしたら良いかわからないのが不安なんだと思います。いろいろ情報を与えてもらえれば不安も減るのかなと私は思うんですよね」

「いきなりこんな状況になっちゃったからね……。いろいろこうしたいというイメージ、これからの人生のイメージがあったのに……突然よね。この先がなくなってしまう、というのは」

私「無理に決める必要はありません。ただ帰りたいというお気持ちもあるのだったら、やはりお家に帰ってみるという方法はあると思います。それはやはり病院だと、すぐに対応してもらえるという安心はあるかもしれませんが、家のほうがリラックスして過ごせるというところ、ご自身のペースで過ごすことができるという利点があるからです。今症状が取れているわけですから、その時間にお家に帰ってやるべきことややりたいことを行うという手はあると思いますよ」

同日の私の評価

お家に帰ることや今後のことに対して不安があるよう。その点について傾聴を行った。

確かに客観的にはご表情が良くなってきている印象があり、各スタッフの傾聴の影響等があるのかもしれない。

またスピリチュアルペインの存在が考えられる。本日はご実家の話題でよくお話をさせていただくことができた。引き続き患者さんのルーツについて焦点化してみることで、何か新たな支えを見出せるかもしれない。引き続き傾聴してゆきたい。

○月×日から2日後

聞き手――医師（私）、看護師

（本日はご本人からのご質問もあったので、症状の話には触れず、患者さんの故郷のC県の話のみとした）

（最終的に〝ふるさと〟はいいわねえ……という結論に達した）

C県の事物への関心が高いご様子である。

C県の現況、名産品、言葉、自然、鉄道、C県民の特徴等々の話で盛り上がった。

私がC県に土地勘があるので、現在の状況に興味がある様子。かつて幼少期A市に居住していた頃の思い出や、恩師の話などもされる。

途中私が医師になるきっかけの話を求められる。

「苦痛を和らげるということはとても大切なことよね」と笑顔でおっしゃる。

本日も「いきなりこんな状況になってしまったから……。本当はもっと最期が来るのは先というイメージで、これからいろいろ考えていきたいと思っていたのに」と穏やかな笑顔で語っておられた。

スピリチュアルペインについて

本日も故郷の話をする。彼女なりにこれまでの来し方を振り返ろうとするお心の動きがある。ライフレビューのように認められる。

本日はお孫さん（4歳の女の子）もいらっしゃっているためか、とても表情良く、笑顔が多い。「つながり」、関係存在の強化が認められる。

本日も時間存在の揺らぎが感じ取られる。ご本人の思い描いていた人生の終わりとは異なってしまったようである。その範囲内で最良の時間が過ごせるように、基本的な対話を重視しながら、最善を一緒に探してゆきたい。各スタッフの引き続きの傾聴・対話も重要なケアとなるであろう。

○月×日から3日後

聞き手―**医師**（私）、**看護師**

（今日も話はC県の話が中心。時折医療的な話も行う）

「点滴が減っていくと大丈夫か不安です。そのうち点滴も抜くそうね」

私「良くなっているということですから、悪いことではありませんよ」

「そうなんですね。病棟の看護師さんや担当のDさんや皆さんが親切にしてくれるから心強いです」

方針を続行

○月×日から8日後　**聞き手｜医師（私）、看護師**

「調子は変わらないですね。だるいです。家に帰ってまた痛みが出るのではないかと心配です。もし……痛みが出た時は、眠らせてくれますか？」

私「在宅でも病院でも痛みを取る治療はしっかり行っていくから大丈夫ですよ」

「とにかく眠らせてでも苦痛を取ってもらえれば……」

私「いざというときはそういう手段もありますから心配ないですよ。ただそれは命を縮めるとかそういうことではありません。うとうとと眠った状態にして、時間を過ごせるようにするということです。本当につらくて、他の手段でも痛みを取り除けない場合は、そういう手段もあるということです」

「そうなんですね。安心しました。もう一つは、一度退院しても、今と同じ部屋に入れると嬉しいわ」

「ところで先生の趣味は何でしょうか？」


（以下、趣味の話になる）

（ご本人の趣味は読書と音楽とのこと。読書は昔から好きで、今のような病気になったのち、死生学の本などを読んで、こうしたいというようなことをいろいろ考えていたと）

（ご主人は音楽が大好きだった。家族もそれぞれ楽器ができるので、皆で合奏することもあった。ただご主人が亡くなった後、思い出すのでずっと音楽は聴いていないとのことだった。家に帰ってそういう音楽をまた聴いてみると良いのではないかという話になり、そうかもしれませんねと微笑まれる）

アセスメント（評価）

音楽の話をしている時の表情はとても良い。全体的にも笑顔は増えている。

ご本人からの求めに応じて、趣味の話をした。

ご主人との思い出でもあるクラシック音楽の話は、良いお顔でされていた。

昔はご主人が帰ると（ご主人が好きだったということもあり）寝るまでずっと音楽をかける、というような生活をされていたようだ。死別後の悲嘆から、思い出を想起するものとして遠ざけてしまっていた数年間であったらしい。

現状の生活にも音楽が寄与するところは少なくないと思われる。娘さんも脇で話を聞かれており、色々と配慮してくださるような感あり。QOLを高める一つの手段として、継続的に対話しながら、この点でも支援してゆく。

○月×日から10日後　**聞き手―臨床心理士**

現在の自宅に転居された頃の話、結婚前の習い事の話、兄妹や幼い頃の遊びなどについてお話をした。

その後、彼女は「私……帰ってみようと思うんです」とおっしゃり、在宅に移行することとなった。

○月×日から14日後、退院。

「家で、じっくりまた音楽を聴いてみようと思います」
そう笑顔でお話になっていた。

家での彼女は、とても穏やかな生活を送られたそうです。音楽を聴き、ご主人の思い出を話しながら、お孫さんとも一緒に楽しそうに過ごし、亡くなられました。退院への不安をおっしゃっていた彼女が、最期は自ら退院を決断し、晴れやかなお顔、お姿で最期の時間を過ごされたのです。

彼女は当初、家に帰ることを心配しました。つらい症状がまた出ることもそうでしたが、自らがご両親を看取られた経験から娘さんに同じ負担をおわせることを厭《いと》うたのです。

それでも本心は家に帰りたかったのです。病院で生活するのは安心でしたが、四六時中病気と向き合う生活、自分の自由にならずに合わせることを無意識的にも強いられる生活は彼女にとってストレスが少ないはずはありませんでした。

彼女の人生の物語を一緒に綴ることで彼女の中に何らかの変化が生まれたのだと思います。特に彼女にとって音楽はご主人の死を想起させる悲しいもの、避けておきたいものであったわけですが、ご主人とのつながりを確認できるものに見方が変わったのだと思います。最期は一度は失われた音楽が再び戻ることでご主人とのつながりが回復し、家で子供さんお孫さんとのつながりを感じながら、時間を過ごされたのです。

もう一例を挙げましょう。

物語を重視し、スピリチュアルペインを拾い上げて、支援した一例です。

患者さんは山木さん（仮名）。60代の女性でした。

直腸がんの再発で様々な治療を行うも徐々に病気は進行し、終末期になり、主治医の先生と一緒に私たちが関わった例でした。

注意してほしいのは、最初こそ症状を和らげる薬剤を用いましたが、この患者さんに私たちは薬物療法を駆使したり、高度なカウンセリング技術を駆使したわけではないということです。あくまで医療現場の例ではあるものの、きっと皆さんにもできるはずの、話を聴くことで支援した一例なのです。

さてみてゆきましょう。

人生を振り返り、自分の物語を見つける（60代女性・末期がん）

以下カルテより抜粋―（もちろん個人情報保護の配慮をしています）

某年5月11日

主治医へ。

「(首を)もう苦しまないようにギューってやってちょうだい」(冗談めいて)

病棟の看護師へ。

「やっとこの病棟に戻ってこられたわ。慣れている看護師さんだと安心だわ。前の病棟の人にはつらくてわがまま言っちゃった……だめねえ。私、もう先が長くないから2人部屋がいい」

緩和ケアチーム看護師へ。

「こうやって、話をすると癒される。だから、痛いのも忘れちゃう。やっぱり、優しい言葉かけって大切なのよね。声のかけ方とか、さすってくれる手とかで、気持ちが通じるものだもんね。声の感じだけでも気持ちがこもってるかとかわかっちゃうのよ。こういうことが、言わなくても皆ができるようになるといいわよね」

看護師へ。夜。

「娘も息子も、みんな家に帰りました。嫌になることもあるけれど、まぁ来ていると賑やかね。明日は、娘のほうの孫が来るかもしれない。小5なの。うるさいさかりよー。たまに会うからいいけど、毎日だったら優しくなれないわよね」

「そろそろ、寝てみます。夜は長いわね」

某年5月12日　　**聞き手―臨床心理士**

臨床心理士（以下、心）「こちらの病棟に移れて良かったですね」

「本当に良かった。すごくのんびりしています。それに、よく眠ったわ」

心「何日か眠れていなかったのかもしれませんね」

「そうですね」

心「ご飯は食べていますか？」

「それが……食止めになっちゃった。お通じが出てないから。腸閉塞になっているみたい。少しお腹をマッサージして動かさなくちゃね。……本当にうまくいきませんね。私なんかもういいのよ。夢も希望もないって感じだから。みなさんに迷惑かけないように逝かなくちゃと思ってるの。でもゼリーとかプリンくらい食べたいよね」

心「楽しいとか美味しいって思いがしたいですね」

「そう。気持ちだけでもね。楽しくいたいじゃない」

心「病棟も移れましたし、ゆったり過ごしましょう」

「うん。そうするわ」

筆者コメント

スピリチュアルペインが出ているのに皆さんはお気づきでしょうか？どの言葉にそれが表現されているでしょうか？未来が薄れていることが理解されると思います。

某年5月13日

聞き手―緩和ケアチーム看護師

「こっちの病棟に来てから全然痛くないのよ。痛み止め飲んでないよ。不思議。今日は、お通じだけ出てくれればね。そうしたら、ゼリーでも食べるのにね。今日は、北海道から私の兄が来てくれてるの。私、北海道の小樽の出身なんだよ」

筆者コメント

環境で苦痛が変化することが彼女の言葉で表現されています。実兄の来訪があり、それをきっかけに、北海道の出身ということが初めて彼女の口から語られました。

某年5月16日

聞き手―緩和医療医（私）

「つらい。もうどうしていいかわからない。身体には痛いところもないし、つらいところもないんだけど」

緩和医療医（以下、医）「お気持ちがおつらい、ということですか？」

「別に怖いわけじゃないんだけど……。自分がどうなっちゃうのかなって思うの……。どうしたらいい？」

医「もし気持ちが不安で眠れないのならば、眠れるお薬を飲んでみますか？」

「うーん。でも、それでこの前眠り過ぎたから飲みたくないなあ。ちょっと今日はゆっくり休みますね」

アセスメント（評価）

身の処し方についての困惑がある。遠くない死を自ら認識されていらっしゃることは十分うかがわれる。それに対して、自らがどのように対応していったら良いのか、それがわからないことに不安や困惑を抱えているものと推測される。もっともこの対応に一般的な答えはない。彼女自身にとっての対応法が見つかるように、引き続き傾聴してゆく。

某年5月17日

医「調子はどうですか？」

「だめね……。眠いのよ。昨日の昼ぐらいから少しは全体的にましにはなりました。昨日は何か知らないけれども、つらかったわ。つらくて寝ていなくちゃいけないって嫌ね。できるだけ起きてはいたいわよね。痛みやお腹の張りはつらくありません」

（ふとした瞬間に述懐《じゅっかい》が始まる）

「8年……、よく頑張ったわ。よく生きた。ずっと面倒を見てくれた外来主治医の○○先生のおかげだけれどもね。我ながらよく頑張りましたよ」

医「8年ですか。そうなんですね」

「ええ、こんなに生きるとは思いませんでした。まさかね」

医「お孫さんたちには良かったんじゃないでしょうか？」

「それはそうかもしれないわね」

医「8年で大きくなったでしょう？」

「そうね。でも、どうせ生きていてもね、意味がないから。もう行けないけれども、福島の原発の決死隊のようなものでも行ければと思うんですよ。役に立ちたいというかね」（筆者注：当時は原発事故後で、作業員が必要なことがくり返し報じられていたことを受けての発言です）

医「そうなんですね。でも私もおばあちゃん子だったから思うんですが、ご家族からすると、特にお孫さんからするとおばあちゃんがこうしていてくれるってのは嬉しいんじゃないですかね。こうやっていてくれるだけでも」

「そうかもしれないわね」

アセスメント（評価）

表情は悪くはない。

終末期であり、死が近づいている中でどう身を処したら良いのかがわからないということが問題となっている。特に今日は、「生きる意味の喪失」が直接的表現で認められた。スピリチュアルペインだろう。他者の役に立ちたいという思いがある。既にこうやって存在しているだけでご家族にとっては嬉しいのではないか、8年頑張ったということはご本人にとって誇れることであるだけではなく、家族にとってもても大きなことだったのではないかという「価値」をお伝えし、何らかの支えになることを期待した。引き続きご本人が家族やスタッフとの関係を密に取れるようにし、その中で何かしらのご本人なりの答えが見つけられるように支えてゆく。

某年5月22日　　　　**聞き手―緩和医療医**

「どうにもだめね……。皆のお荷物になっていないか心配で……」

医「お荷物になっていると思われますか？」

「そうですよ。寝ているだけ、ですからね」

表情は明るくはない。しかし、話していると笑顔も戻る。今日はたわいもない雑談をする。

「今日はおとなしく寝ていることにしますね。いつもありがとうございます」

アセスメント（評価）

病状は徐々に進行している。元々未来が薄れているという「時間存在」の揺らぎがあったが、「自律存在」の揺らぎも出現している。またそれに伴い、人に迷惑をかけているなどの生の無価値感が出現している。傾聴して対応してゆく。

某年5月25日　　聞き手―**緩和医療医**（看護師と回診中に）

「（介護が必要で）皆に迷惑かけちゃって……。申し訳ないね……」

医「皆さん、ありがとうね。先生の役に立てなかったね」

「どうして役に立てなかったと思いますか？」

医「だって、こんな患者で。身体も気持ちも弱って……」

「それで役に立ってないと思われたんですか？」

医「ええ。申し訳ないなって」

「そんなことはありませんよ。山木さんは一生懸命頑張っていますよ。だから役に立っていないことなんてありませんよ」

「そうかな……？」

医「そうですよ。山木さんが一生懸命頑張っているのはみんなが知っています。私たちもよーくわかっています」

（皆で、手を握り、また腕をさする）

「ありがとう。頑張らなくちゃね」

医「無理はしないでいいんですよ。そのままでいいんです。調子が良い日も、悪い日も、そのままでいいんですよ」

アセスメント（評価）

うとうとされている時間が長い。時折涙ぐまれる。

表情は全体的なつらさのせいか硬い。

状態が徐々に悪化して来ている。

皆に迷惑をかけているという気持ちが強く、罪責感がある。一方でそばにいると少しずつ言葉を紡ぎだしてくれ、誰かが脇にいると安心するような印象もある。

関係スタッフが傾聴を励行《れいこう》して、残り時間は残念ながら長くないと思われる患者さんが孤独を強く感じないような関わりが望ましいだろう。

生の無価値感も変わらず出現しているが、それも傾聴を励行し、孤独をできる限り解消することで、緩和されうる。本日も、少しでも「意味」があるということを感じられるようにお伝えさせていただいた。

某年5月28日　**聞き手――緩和医療医**

(問わず語りに下記をお話しになる)

「今日は大丈夫。時折息がつまったような感じになってつらくなるけれど、それは眠らせてもらえれば大丈夫だから。皆、いいスタッフさんばかりよ。優しい気持ちはたくさんの人が持っていると思うのよ。

ただ思いやりがあるかどうかは触れてくれた時の感じでもわかるわね。あたたかいなって人もいれば、そうでない人もいる。でも私もいろいろ言うけれど、言うのはよほどの時。ただ優しい気持ちは皆にあるんだから、そういうものがもっと引き出されればと思う。ちょっとした言葉や振る舞いにも気持ちは出るから……」

「例えばうちの娘も息子（孫）を叱っちゃうのよ。この間孫が入院したのよ。それで怒ってばかりでね。怪我しているのを秘密にしていたから、娘が怒っちゃってね。怒ってばかりだとかわいそうだと思う。それを上手に引き出してあげるのが親だとか上だとかの役目よね。褒めて引き出してあげる。例えば病棟で言うならば看護師長さんだと思う。

あるいはベテランの看護師さん。上の人がどういう姿勢で取り組んでいるかって大事だもの。上の人が心をこめて看護しているのを見たら下もそれをまねすると思うし、そのためにはやはり上の人たちの姿勢がとても重要だわよね」

「時代も大きく変わったわ。私は小樽の鉄道員の娘でね。私の姉たちの頃は厳しかったから。封建的だったのよ、時代がね。親の言うとおりにしなければならなかった。女だから、これはだめ、あれもだめって。

でも、私は言うことは言ってきた。だからその頃流行っていたダンスホールに行ったり、昔は考えられなかった女学生だけでの外出もしたりしたのよ。姉の時にはそれが認められなくて、逆に妹たちはそれが認められたわけだから、私のおかげでうちは変わったなんて言われたのよ」

「この間その姉さんが北海道から会いに来ていてね。そんな家だったから、あんたにも苦労をかけたね、ごめんねって謝っていたわ。私はそういう封建的な雰囲気が嫌で、さっさと独立して家を離れたの。でも、今はもう何とも思っていないから大丈夫と伝えたわ」

「人生は短いんだから、本当に皆楽しく生きてほしいと思うわね。私が元気だったら『たーのしいことたーくさんしよう！』って思うもの。日本も良くなってほしいと思うし、そういう社会であることを祈りたいわね」

アセスメント（評価）

表情は穏やか。淡々と、笑顔も見せながらお話しされる。ライフレビューあり。特に水を向けたわけではないが、自らの人生を振り返った発言が認められた。

これまでの生を総括しているように見え、傾聴させていただいた。そして道のりを振り返り、歩んだ道に一定の満足を感じているようにも見受けられ、特にそのことをお話しになる時には表情は笑顔だった。

彼女なりにこれまでと今と、そして来たるべき死を受け止めている姿がうかがえた。

病棟スタッフの優しさが支えになっていると表現されてらっしゃることもあり、引き続き傾聴やタッチング（触れること）などを通し、誠心誠意関わってゆくことが山木さんの終末期を強く支えることになると思われた。

某年6月1日

聞き手―緩和医療医

「眠る時間が増えていて、何か精神的に鈍くなっちゃったのかもね」（と弱々しく笑われる)。

「他は特に大丈夫よ。もう……大丈夫。本当にありがとう」

某年6月4日　永眠

最後の数日は本当に穏やかなお顔で、「ありがとう」をくり返してらっしゃいました。最後はご家族に囲まれながら、静かに最期を迎えられました。

5月28日、私は彼女がこれまでの人生を本当に嬉しそうに話した姿を忘れられません。

彼女の見つけた物語は、「封建的な社会」と闘って、女性らしくみずみずしく、けれども一本筋を通して生き抜いたというものだったのではないでしょうか。その後は、未来の薄れも、自分が役に立ってないという訴えもなくなり、周囲の幸せを願って亡くなっていったのです。

老いのスピリチュアルペイン

ある詩をご紹介します。

「手紙〜親愛なる子供たちへ〜」原作詞 不詳、日本語訳 角智織、作曲 樋口了一

年老いた私が　ある日　今までの私と違っていたとしても
どうかそのままの私のことを理解して欲しい
私が服の上に食べ物をこぼしても　靴ひもを結び忘れても
あなたに色んなことを教えたように見守って欲しい
あなたと話す時　同じ話を何度も何度も繰り返しても
その結末をどうかさえぎらずにうなずいて欲しい
あなたにせがまれて繰り返し読んだ絵本のあたたかな結末は

いつも同じでも私の心を平和にしてくれた
悲しい事ではないんだ
消え去ってゆくように見える私の心へと励ましのまなざしを向けて欲しい
楽しいひと時に　私が思わず下着を濡らしてしまったり　お風呂に入るのを
いやがるときには思い出して欲しい
あなたを追い回し　何度も着替えさせたり　様々な理由をつけていやがるあ
なたとお風呂に入った　懐かしい日のことを
悲しい事ではないんだ
旅立ちの前の準備をしている私に
祝福の祈りを捧げて欲しい
いずれ歯も弱り　飲み込む事さえ出来なくなるかも知れない
足も衰えて立ち上がる事すら出来なくなったなら
あなたが　か弱い足で立ち上がろうと私に助けを求めたように
よろめく私に　どうかあなたの手を握らせて欲しい
私の姿を見て悲しんだり　自分が無力だと思わないで欲しい

あなたを抱きしめる力がないのを知るのはつらい事だけど
私を理解して支えてくれる心だけを持っていて欲しい
きっとそれだけでそれだけで
私には勇気がわいてくるのです
あなたの人生の始まりに私がしっかりと付き添ったように
私の人生の終わりに少しだけ付き添って欲しい
あなたが生まれてくれたことで私が受けた多くの喜びと
あなたに対する変わらぬ愛をもって笑顔で答えたい
私の子供たちへ
愛する子供たちへ

この歌にはスピリチュアルペインが余すところなく描かれています。また老いてゆく人のそれがよく表現され、何を望んでいるかが示されています。「消え去ってゆくように見える私の心へと励ましのまなざしを向けて欲しい」はもはや未来が薄らいでいることを示し、それに対して「心へ」「励ましのまなざしを向けて欲しい」と控えめに願われています。

そう、大きなことを望んでらっしゃるわけではないのです。

親が子供に望むことの第一位は、元気でいてくれることであったというアンケート結果もあります。何かをしてほしい、というより、元気でいてくれて、時折大切に思ってくれたらそれで十分なのだという気持ち、それはこの歌にもよく表現されています。

「私が服の上に食べ物をこぼしても　靴ひもを結び忘れても」「あなたと話す時　同じ話を何度も何度も繰り返しても」「私が思わず下着を濡らしてしまったり」「いずれ歯も弱り　飲み込む事さえ出来なくなるかも知れない　足も衰えて立ち上がる事すら出来なくなったなら」などに表れているのは、色濃い「自律存在」の消失です。また自らが遠からぬ将来消えてゆくことに対しての予感があります。

ただそれに対しても、「私を理解して支えてくれる心だけを持っていて欲しい　きっとそれだけでそれだけで　私には勇気がわいてくるのです」と歌っています。

短くまとめると、〝ただそばにいてほしい〟〝そして少しだけ気持ちを添わせて、少しだけ手を差し伸べてほしい〟と求められています。そこに人と人とのつながり、親と子のつながりを求めているのです。

また「私の姿を見て悲しんだり　自分が無力だと思わないで欲しい」と言っています。「悲しい事ではないんだ」とも言っています。哀れんだりはしてほしくないという誇りがそこにあります。そして見送る側への気遣いが息づいています。

この方を支える側の人間がすることは、この方が先述のような思いにあることを認識して、傾聴しそばにある、ということになりますでしょう。

これに関して終末期医療に関わっている私はひとこと言いたいことがあります。多くの人が親御さんの世話を受けて育ったわけです。けれども、その子供たちが「家に帰りたい」と願う親を「家に帰せません」ということは稀《まれ》ではありません。もちろん家でみられない事情も少なからずあるでしょう。ただ残り時間が短くて、かつ親御さんがそれを強く希望しているのであれば、少しでも家に帰してあげてほしいとも思うのです。

「あなたに色んなことを教えたように」、「あなたにせがまれて繰り返し」絵本を読んだように、「あなたを追い回し　何度も着替えさせたり　様々な理由をつけていやがるあなたとお風呂に入った　懐かしい日」のように「あなたが　か弱い足で立ち上がろうと私に助けを求めたように」「あなたの人生の始まりに私がしっかりと付き添ったように」そのわずかだけでも親には返してあげてほしいと願います。

医療的問題が原因で終末期の方を家に帰せないということは「絶対に」ありません。在宅医療を行っている私は自信をもってそれをお伝えしたいです。

親の心、子知らず。それは（見ていて）仕方がないこととわかっていますし、もちろんいろいろな家庭事情がありますから親を愛せないという場合があっても当然です。けれどもどうか、「あなたの人生の始まりに私がしっかりと付き添ったように　私の人生の終わりに少しだけ付き添って欲しい」と願うのです。

17歳で亡くなった少女の言葉

東京都立駒込病院名誉院長の佐々木常雄先生が寄稿されている文章がありました。

それは17歳で、白血病にて亡くなった女子高校生の話でした。

佐々木先生の娘さんが、この17歳の女性の同じ高校・同じ部活の先輩であったという縁で、彼女の文章が娘さんに届けられ、それを読んで先生も感動したとのことで、許可を得て授業に使用したり、紹介したりしているとのことでした。以下がその手紙です。


「これが私が出す最後の手紙であるかもしれないのに、本当に何を書いたらいいのかわからない。今生の別れの言葉は何がいいのか思いつきやしない。

私はもう一度生きたい。病気を克服してもう一度生きたかった。

ありがとう。

私のために泣き、苦しみ、疲れ、身を捧げんとしてくれた人たちへ。

人間は誰かの役に立ちたい、救ってあげたい、また、誰かの何かのために死にたいと理想をもつ。自分の生が、死が意味あるものでありたいと思う。

少なくとも私にとってあなたがたの生は意味あるものであるだけではなく、なくてはならないものとして存在している。

あなたがたは、勇気ある強い人間だ。あなたは人を救ったんだという満足感と自信に満ちあふれて生きていってほしい。あなたは私にとってなくてはならない人です。そう思って、あなたに心から感謝と尊敬をしている人がいることを忘れないでほしい」


この文章に、スピリチュアルペインを越えた彼女が、何を支えとしたのかが描かれています。

「人間は誰かの役に立ちたい、救ってあげたい、また、誰かの何かのために死にたいと理想をもつ。自分の生が、死が意味あるものでありたいと思う」には「存在の意味」を希求する人間の姿が表現されています。彼女の支えになったのは、「あなたがた」でした。

「私のために泣き、苦しみ、疲れ、身を捧げんとしてくれた人たち」が、彼女の支えになったのです。「ありがとう」、彼女はその方たちへそう言葉をかけています。

「少なくとも私にとってあなたがたの生は意味あるものであるだけではなく、なくてはならないものとして存在している」

「あなたがたは、勇気ある強い人間だ。あなたは人を救ったんだという満足感と自信に満ちあふれて生きていってほしい。あなたは私にとってなくてはならない人です。そう思って、あなたに心から感謝と尊敬をしている人がいることを忘れないでほしい」

という言葉は、死にゆく彼女からの生者への気遣いと励ましです。

前の「手紙~親愛なる子供たちへ~」という歌と共通する思いを感じます。

彼ら、彼女らは、大きなことを求めてはいないのです。

自らと同じ苦しみが元気な者には決してわかり得ないことを知っているのです。けれどもそれでも少しでもわかってほしいと願う。

自分の苦しみの訴えに、答えられずに沈黙しても、何も出来ないことに「泣き、苦しみ、疲れ」たとしても、それを「ありがとう」「あなたがたは、勇気ある強い人間だ。あなたは人を救ったんだという満足感と自信に満ちあふれて生きていってほしい。あなたは私にとってなくてはならない人です。そう思って、あなたに心から感謝と尊敬をしている人がいることを忘れないでほしい」と言うのです。

苦しむ人を支えようとする人間は、常に無力感のそばにあることでしょう。けれども自信を持って生きて支えてほしいと願われているのです。できることはないということはなく、沈黙も、誰かのために泣き苦しみ疲れることも、すべてできることなのです。

「物語」を聴き、人を支える

傾聴の心について、最後のまとめに入ります。
１５３頁の氷山の絵をみてください。
氷山は大きいですよね。

ところで医療の世界で近年「臨床推論」という言葉がよく使われるようになりました。

「臨床推論」とは診断に至るための技術のことです。その中には直感的思考と分析的思考があるとされます。直感的思考は迅速に診断に至りますが、様々なバイアス（思考の偏りによって、正しい理解から外れてしまうこと）がかかり得ます。一方で分析的思考は分析的・科学的ですが、時間がかかります。熟練者になると双方を組み合

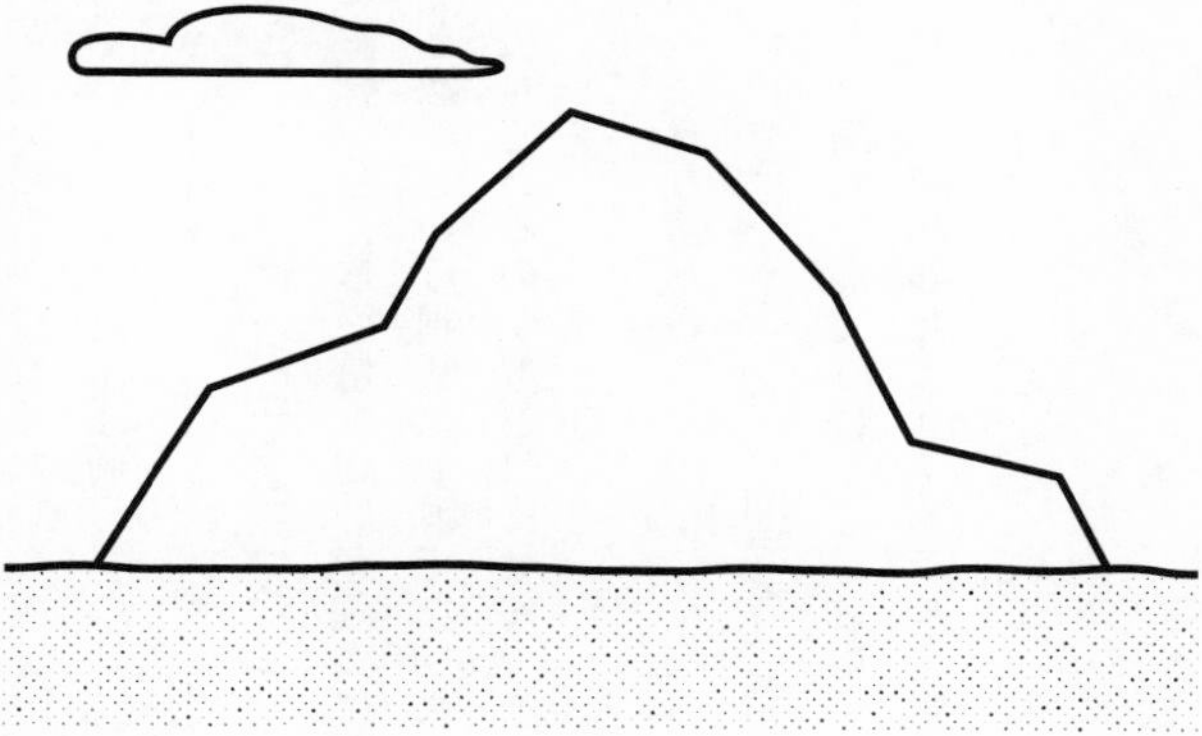

わせて正しい診断に至りますが、初学者のうちは分析的思考を使用してきちんと分析的に診断に至るという経験を重ねることで、直感的思考を有効に使えるようになってきます。逆に初学者のうちから直感的思考に頼りすぎると、鑑別すべき他の病気などの見逃しが多くなるわけです。

私たちは普段直感的思考に多く頼って生活しています。

哲学者の中島義道さんは「人間は理不尽に嫌う」ことを指摘しています。「あなたが嫌われるのは、自分に落ち度がない場合がほとんどだからです」と述べています（『ひとを〈嫌う〉ということ』角川書店）が、私も同感です。「嫌い」には合理的な理由がないことが少なくないのです。

あるいは白血球の血液型とも呼ばれるＨＬＡ（ヒト白血球型抗原：人によって異なっています）のタイプの一致・不一致が相手の印象に関係しているという研究（Jacob S, 2002; Wedekind C, 1997）もあります。人間はそうした無意識のレベルに影響を与える微量な匂いを確実に嗅ぎ分けることができるのだそうです。好き嫌いという判断は一瞬でなされることもあり、それこそ遺伝子のレベルから影響が及んでいるのかもしれません。

私のような苦しむ人々の支えになる人間は、できるだけ人間理解の際に「直感的思考」だけではなく、「分析的思考」を組み合わせてゆく必要がありますし、特に情動で人を判断しないようにしなければいけません。「何となく好き」「何となく嫌い」ではなく、可能な限りニュートラルな気持ちで接せねばなりません（一部の援助者は苦悩者にその対極の姿勢で接していることもあるので気をつけねばなりません）。

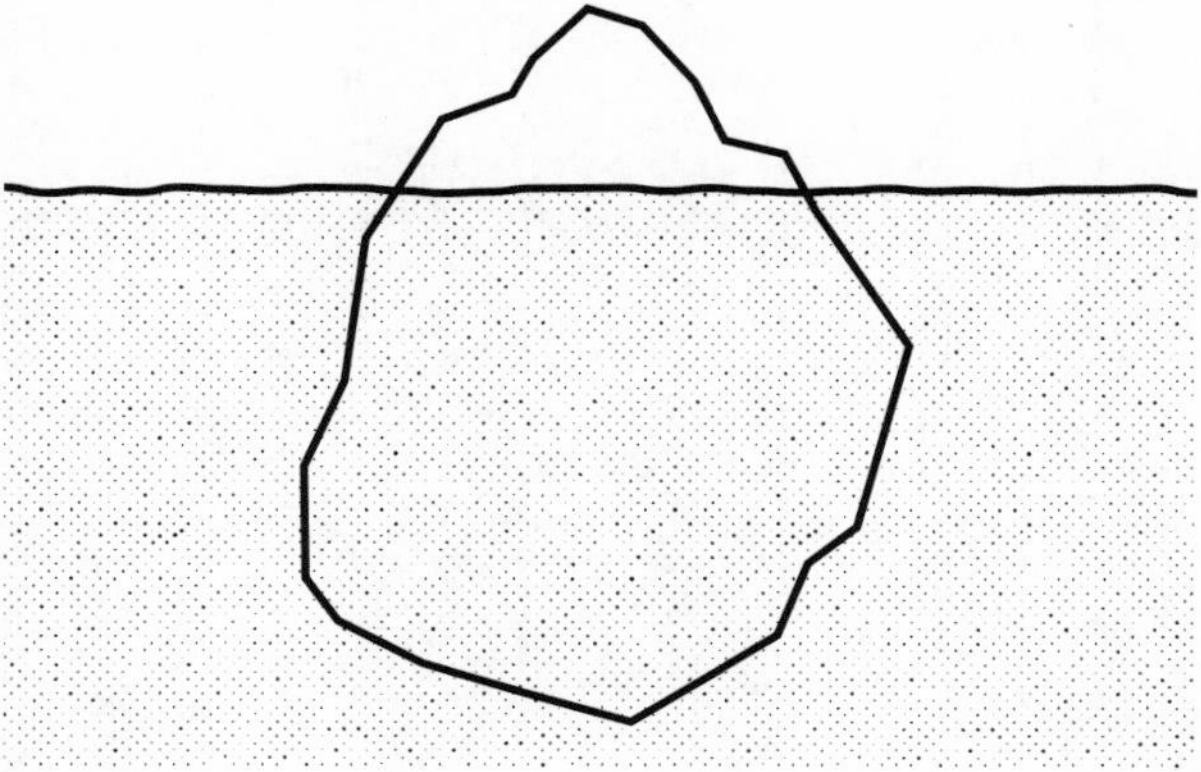

「わかったつもり」は禁物

さて、苦悩する人を前にして、直感だけでその人を理解しようとしてはいけません。特にわかったような気になるのは禁物です。**人をわかったような気になるのは簡単ですが、本当に理解するのは困難です。**一人の人間には様々な側面がありますから、それぞれの人が見る姿を集めていって初めてボンヤリと全体像が見えるようになるのでしょう。それだって本当の全体像には程遠いと思います。

さて氷山です。

氷山の下はこうなっていること、皆さんはご存知でしょうか。

何が言いたいか。

私たちに一見認められるのは、氷山の上の部分だけです。

しかし見えないで隠れている氷山の水面下の部分のほうが大きいのです。だから水面上だけを見て、誰かを理解することはできません。水面下の部分を知ろうとすることが重要です。

それを知るのは何でしょうか？

皆さんはもうご存知のはずです。

そう「傾聴」です。

傾聴を通して、水面下の「物語」を、苦悩者とともに見つけてゆくのです。

水面上に出ている言動には、必ず水面下の物語や「背景」があります。

80代の男性が毎日毎日「帰りたい帰りたい」と言っていました。

医療者は「病状が悪いから帰れないと何度も言っているのに、なぜ帰ろうと言うのだろう」と不思議に思っていました。私たち緩和ケアの担い手が関わることになりました。少し話をしていると、彼は自分の会社のことを話し出しました。

「私は自分の会社を始末しなければなりません。世話になった従業員たちの処遇も決めねばなりません。だからいくら身体が悪いといっても、それをしないでは死ねないのです」

こうやって、きちんと聴けば一発で教えてくれるのです。

医療的側面だけで、「医学的に帰せない」と即断してしまっているので、この「物語」、この「背景」を聴けないで終わってしまうのです。

背景を知るということを決して忘れないでください。

どんな人にも背景があり、物語があります。そして援助者が物語を聴いて苦悩者は綴《つづ》る、その行為を通して、苦悩する方々は新しい物語を発見するかもしれません。それがスピリチュアルケアにつながります。

もしこの智慧を世界中の人が共有することができれば、争いが減ることでありましょう。

国にも、宗教にも、それぞれの物語があります。

宗教には良い面もありますが（世界への適応能力を高めるという点が、非信仰者の私には最大のメリットに思われます）、その害悪は、時に背景を無視すること。強力な物語が他の（非信仰者の）物語を認めなくなってしまうことと言えるでしょう。民族や国も同様です。

アメリカのカリフォルニアでは若いイスラム教徒とユダヤ教徒がお互いの個人の「物語」を共有することで2つのコミュニティの架け橋を作るというプロジェクト（ニューグラウンド）が始まっているといいます。

ステージ上で語られるお互いの物語を聴くことで、お互いの背景を知り、良好な関係を築いてゆく試みです。

いかに「物語」が、相互理解を助けることになるのかを示していると思います。

一人ひとりが「物語」を聴くという行為を通して、誰かを支えてゆく。そして誰かは新しい物語を創りだして、自分を支える。人を変えるのはその人自身です。援助者は、だから、「変えようと積極的に思う」のではありません。何か新しい良い物語が生まれることを願いながら、物語を聴くのです。人生を、その背景を理解しようとするのです。

どんな人でも自らを支える強い力を持っています。

私は1000人を超えるとりわけ大きい苦悩者（死を前にした方々）をみてきて、それを確信しています。

その人の物語を聴いてください。その人の背景を理解しようとしてください。

その行為自体が、苦悩する方の存在を支えることになるでしょう。たとえ言葉に詰まり、何を言えばいいかわからなくて沈黙し、そんな自分に嫌気が差しても、それでも皆さんは助けたいと思っている方々を支えているのです。

第三章
「聴く」ための技術

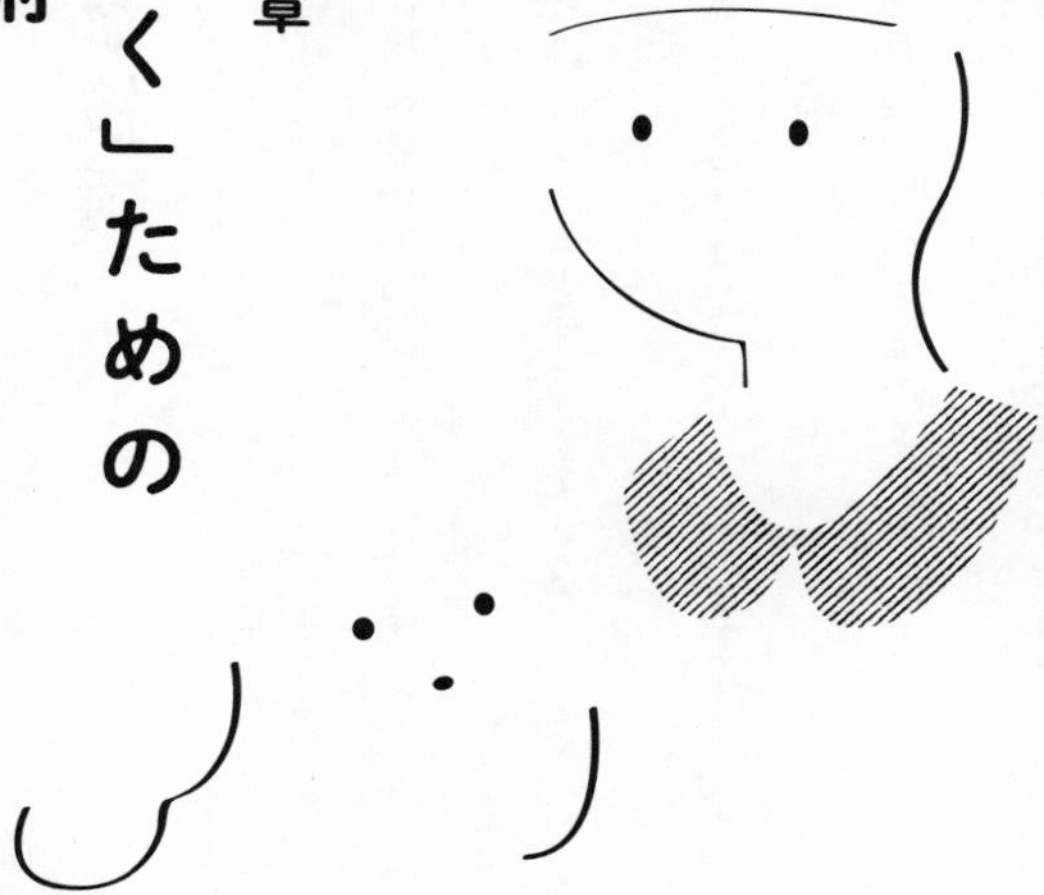

傾聴に必要な技術

さて、ここから「傾聴」の技術についてお話しします。

傾聴は心と技術の双方が大切です。

心だけでは上手に支えることは、ひょっとするとできないかもしれません。だから技術もとても大切です。

けれども、心は強調してし過ぎることはないくらい重要です。「傾聴」の心を知っているからこそ、技術が生きてくるのです。

さて「傾聴」の心、もう一度確認しておきますね。

苦悩する人を支える時の心です。

①その方の一番の気がかりとなっていることを聴きましょう。
②一番の気がかりだけではなく、４側面（身体、精神、社会、スピリチュアル）の苦

しみを聴きましょう。

③その方の物語を意識しながら聴きましょう。可能だったら今に至るまでの経過を話してもらうことです。そこから物語、背景をつかみます。

この3点を基礎として聴きましょう、ということです。

傾聴はおしゃべりではありません。

苦悩する方を支える人は、普通におしゃべりをしているようでありながらも、一定の指向性（目指すところ）を胸に話を聴かなければなりません。

前述の①〜③を意識することで、単なるおしゃべりではなく、その方の「苦」が見え（①）、その方の苦の構造が見え（②）、その方の物語や背景が見えます（③）。そうすることによって、その方の問題が可視化され（①、②）、その方の過去と現在が立ち現れます（③）。

問題が見えることで、どこから手をつけたら良いのかが見えます。苦悩者も自らの問題に気がついて、それが解決のきっかけとなるかもしれません。

物語をなぞることは、新しい物語の形成のきっかけになるかもしれません。何の意味もないように見えた人生に何らかの意味が新しく立ち現れて、そして人生の捉え直しが起き、苦難を乗り越える力を新たに手に入れることにつながります。

あるいはどうしても物語が変容しない時には、援助者が思うままに何かを口にしても良いかもしれません。「〇〇さんは、そうすると、お父さんには愛されてきたんですね」「××さんはそうすると、お仕事は成功したということですよね」と。

それによって距離が近すぎて本人自身には見えなかった意外な価値が新しく立ち現れるということがあるのです。だからこそ援助者は十分に苦悩者の言葉に耳を傾け、苦悩者の人生に新たな（しばしば見つけられていない）価値が転がっていないか探しながら聴く必要があります。

そういうわけで、傾聴の「心」と「技術」は不即不離です。傾聴の「心」を知らなければ、この技法のもっとも大切な、「苦と物語の探索」が不可能です。

ただ援助者にとって大切なのは、苦悩する方と接するからと言って、こちらも必要以上に深刻にならないということです。一方で、もちろん相手にある程度合わせなくてはいけませんが、元気づけようと、必要以上に明るくする必要はありません。

ただこれから「この方の苦を知っていこう」「この方の物語を聴いてゆこう」「この

方の物語の中に眠る宝石を探そう」と思えば、未踏の広大な世界を旅する冒険家のような心持ちになるかもしれません。「好奇心」を胸に、進んでゆくのが一番です。この方の、きっと興味深いものになる「物語」を探そう、という気持ちで取り組んでゆくことです。

さて、ここから傾聴の技術についてより詳しくみてゆきます。

想いは「言葉」だけでは伝わらない

看護師のAさんはトラブルメーカーです。今日も患者さんから、不親切なスタッフ（Aさん）を担当から外してほしいという希望があったそうなのです。

Aさんは中堅の看護師で、仕事は早く的確で、非常に頭も良い看護師です。医師の信頼も厚いです。医師にも物怖じせずに、医学的知識に基づいて、その患者さんにとって良いことを提案するので「できる看護師」として見られています。

けれども、なぜかこの種のトラブルが多いのです。

本人は非常に心外そうに声を大きくしています。「なんで私ばかり……」むくれてしまいました。確かに一生懸命彼女なりに頑張っているのに、不本意なのでしょう。

……ただ、私には原因がわかります。

――私ばっかり損をしている。

そんなふうに、なぜか人間関係のトラブルを頻発させてしまう人がいます。その原因になっているかもしれない要素に、意外に自分では気がつかないものです。

某月某日朝　看護師Aさんと患者Bさん。　場面D

A「Bさん、おはようございます！」
B「……ああ、おはようございます」
A「あー、今日もいい天気ですね。具合はどうですか？」
B「ん……まあ普通かな」
A「そうですか。あー、今日検査ありますけれども、聞いてます？」
B「まあ、聞いていますけれども」
A「ふーん。わかってます？　まあそれならいいですけど。わからないことがあったら聞いてくださいね。それじゃ」
B「あ……あの、検査って何時からですか？」

A「え？　聞いてないの？　検査は大事ですから、ちゃんと時間とか内容とか先生に聞いておかないとだめですよ。病気としっかり向き合わないと」
B「んまあ……そうですね」
A「しっかりしてくださいよ！『10時からです』それじゃ」

某月某日朝　医師。Bさんの隣のCさんを診察中。　場面D'

医師が静かにCさんと今後の検査などの話をしている。

すると看護師が大きな足音を響かせながらつかつかとやって来る。

いきなり隣のBさんの閉じているカーテンをバッと開ける。

「Bさん、おはようございます！」

——やけに大きい声だな。しかも高い。

看護師の声は高く、大きく、しかも早口で、まだけだるげに朝をゆっくりと始めようとしている重症患者が多いこの病棟にはいささか不釣り合いであった。

Cさんが看護師のほうを見て、一瞬眉をしかめる。

「すみません」

医師が謝ると、いいとCさんは軽く手を振る。

Bさんはまだ眠そうである。Bさんは同じ科の医師の受け持ち患者だ。その医師は昨日がんの告知を彼にしたと聞いている。昨日は眠れなかったのかもしれない。

「……ああ、おはようございます」

かすれた低い声。けだるそうな感じ。

「あー、今日もいい天気ですね。具合はどうですか？」

またもや早口、しかも高いトーン。元々の声質もあるから仕方ないのかもしれないが、もう少し静かに話してもらいたいと医師は思った。だいたい声が大きすぎて、こちらの静かな話が遮られてしまう。ちょっと……と声をかけようとするが、Cさんに（いいですよ）と合図される。遠慮しているようだ。

看護師は腕を組んで、見下ろす感じでBさんを見ている。視線もやや強い。

「ん……まあ普通かな」

「そうですか。あー、今日検査ありますけれども、聞いてます？」

丁寧語なのだが、「聞いてます？」とあまりに詰問調であり、形だけ丁寧語のような響き。看護師は20代後半、患者さんは60代。案の定、いきなり起こされて、かつ詰問調の響きにBさんも少々辟易《へきえき》した雰囲気が漂いはじめる。

「まあ、聞いていますけれども」

（朝からなんだよ）との言外の響きが感じ取られる。それが看護師には「やる気のなさ」と受け取られたか。

「ふーん。わかってます？　まあそれならいいですけど。わからないことがあったら聞いてくださいね。それじゃ」

わからないことがあったら聞いてくださいね、と言葉は親切だが、言い方が……。相変わらず早口で声はハイトーン。今度は両手を腰に当てて子どもを叱るお母さんのポーズ。Cさんも医師と一緒にややあっけに取られて看護師をみている。

「あ……あの、検査って何時からですか？」

さっさと聞いてさっさと行ってしまいそうな、既に身体を斜めに翻《ひるがえ》しかけている看護師にBさんが声をかける。彼女は覆いかぶせるように、

「え？　聞いてないの？　検査は大事ですから、ちゃんと時間とか内容とか先生に聞いておかないとダメですよ。病気としっかり向き合わないと」

Bさんの顔からみるみる赤みが消える。呆然とした感。低く絞りだすような声で

「んまあ……そうですね」

「しっかりしてくださいよ！『10時からです』それじゃ」

ジュージカラデス、と、口をイーッと開くように言うと看護師は大股で去って行った。

今度はBさん、顔を真っ赤にさせる。医師は彼に謝り、Cさんはまあまあと慰めのジェスチャーをした。

Bさんが彼女を担当から外してほしいと希望したのはその昼のことだった。

人は「言葉以外」に影響される

人にはそれぞれの雰囲気があります。
難しいのは、**人は言葉だけで誰かにメッセージを送っているのではない**ということです。

皆さんはメラビアンの法則というのをご存知でしょうか?
感情や態度について矛盾したメッセージが発せられたときの人の受け止め方についての研究結果です。与える影響は話の内容などの言語情報が7%に過ぎず、口調や話の早さなどの聴覚情報が38%、見た目などの視覚情報が55%の割合であったといいます。視覚、聴覚、話の内容、の順番なのです。

良くも悪くも、人は「言語情報**以外**」に大きく影響されます。それを援助者は忘れてはいけません。

メッセージには言語的メッセージ、準言語的メッセージ、非言語的メッセージがあります。

前述のメラビアンの法則で言えば、言語情報は「言語的メッセージ」、声の質や声

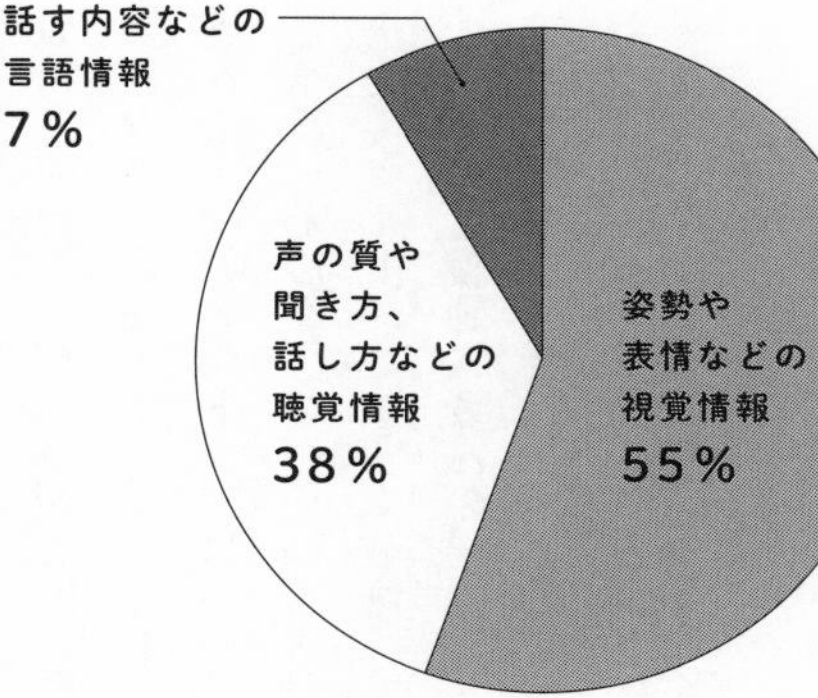

メラビアンの法則

の大きさ、言葉の速さ、抑揚《よくよう》、沈黙など聴覚情報は「準言語的メッセージ」、物理的距離、位置関係、姿勢、体の向き、視線など視覚情報は「非言語的メッセージ」となります。

くり返しですが、このうちもっとも影響を与えうるのが視覚情報・「非言語的メッセージ」、次に影響を与えるのが聴覚情報・「準言語的メッセージ」、これらで多くの情報量を占め、残りが言語情報・「言語的メッセージ」です。話の内容以上に他の2つの要素が重要であることを受け止めねばなりません。

ある所に、自信満々な態度の視覚情報を持ち、かつ魅力的な声をしている医療者と、標準的なそれを持つ医療者がいました。後者のほうがいつも正しいことを言っているのに、前者の意見だけが周囲の医療者に取り入れられました（そしてその後、そこは大変なことになってしまいました）。説得力と実力は必ずしも一致しません。だからとんでもない人がトップについてしまったりするのは、組織勤めの方ならばご存知でしょう。その原因の一つは、人が人に与える影響が「準言語的メッセージ」や「非言語的メッセージ」に多くを負っているからです。

先述の看護師Aさんの場合は、もちろん一部言語的メッセージも失敗していますが、努力が認められないその理由は「準言語的メッセージ」や「非言語的メッセージ」にあると考えます。場面Dのように話しても、患者さんに不快感を与えない人もいます。一方で患者さんや周囲に、この看護師の振る舞いは場面D'のように映っているのです。

なかなか自分のことは自分ではわからないものです。

ましてや中堅以降になると、誰も注意してくれません。一般の方でも、中年になると、「あなたって声が甲高いわね」とか「早口だわね」とか言われることは少なくなるでしょう。

ふさわしい「準言語的メッセージ」から説明しますと、**とにかく悩んでいる人、支えたい人と話す時は、いつもよりトーンを下げ、落ち着いてゆっくりと意識して話すことです。**ただモゴモゴしてしまってはいけませんから、はっきりと発音します。相手が高齢の方だったり、上の空だったりする場合は全然聞こえていないこともありますから、「これくらいの声で聞こえますか？」と気遣いを示しながら（こういうことをぶっきらぼうに聞くと、自らの能力を疑われていると感じ自尊心が傷つかれる方もいます）聞いてみることです。

声を大きくせずに、はっきり話す。訓練が必要かもしれませんが、慣れだと思います。

私の印象では、声のトーンが標準からずっと高い、もしくは低く、早口な方は、結構損をしている、あるいは誤解されてもったいないと感じます。またぶっきらぼうな感じ、あけすけな感じもそうです。

「自分は自分」と言う方もいるでしょう（医療界にもしばしば見かけます）。しかし誰かを支える時、困っている人を支えたいという時には、それにふさわしい「準言語的メッセージ」を送ることが、目的を叶えやすく、結局は感謝されやすかったり、誤解を防いだりするのです。いらざる（お互いの）ストレスを回避し、それぞれの充足を得るために、ふさわしい「準言語的メッセージ」を選択する必要があります。

「沈黙」にも意味がある

ふさわしい「準言語的メッセージ」についてまとめます。

声の質……はっきりと。しかしくれぐれも威圧的になったり、鋭くなったりしないように。できるだけ穏やかになるように意識して話します。

声の大きさ……聞こえるくらいのレベルで。気持ち静かめのほうが良いかもしれません。

言葉の速さ……意識してゆっくり話してください。

抑揚……標準的になるように。おもしろい話の時はややニュアンスをつけたほうが良いでしょう。平板すぎないように。

友達同士で話す時は、言葉を「投げる」ように放ってしまうものです。

〝お笑い〟は、早いキャッチボールで良いのですが、弱った方・苦悩する方はその勢いの良さをナイフのように感じることがあります。言葉に丸みをもたせるように発声し、絶対に相手を勢い良い言葉で傷つけないようにふんわりと……と意識して話すことです。相手がどんなに弱っていても、両手のひらを上に向けるだけで受け取れるように、羽毛でできたシャボン玉のように言葉を「送る」というイメージです。これは私のイメージですので、皆さんも自分にとってどういうイメージがもっとも相手にとって「優しい」音声を送ることが出来るかを考えて、実践されることだと思います。

なお、沈黙は「準言語的メッセージ」に含まれます。

沈黙のポイントは傾聴の心で述べましたが、

○それは傾聴の一部である。

○恐れる必要はない。

○逃げない。沈黙が気まずくても終わらせない。

というところです。

答えようがない問いを受けて沈黙するのは「気まずい沈黙」ではありません。その葛藤の中で沈黙するのは、次のステージの礎石となる沈黙です。どんどん答えに窮し、どんどん沈黙してください。

「見かけ」もメッセージ

そして、もっともメッセージ量が多いとされるのが「非言語的メッセージ」です。実生活でも損をしている人は「非言語的メッセージ」がうまくいっていない場合があります。

メッセージを送りたいのにメッセージそのものより「見かけが大切なのか」とがっくりしてしまうかもしれませんが、重要なのですから仕方ありません。

困っている方を支えるためには、ある意味もっとも重要なメッセージの送り方かもしれません。どういうことかと言いますと、このメッセージの送り方が悪いと、そもそも困っている方が開示してくれる情報が少なくなってしまうからです。物語を聴くどころか、苦しみさえもろくに見せてくれない（〝この人にはどうせわかってもらえないだろう〟と思って）ことも稀ではありません。

ある時ネットで、私は「ロマンチストな独身（＝未婚・育児経験なし）の若い医師に心を開いて語り合う患者さんとなるとさらに少ないと思われる」と書かれました。

苦悩する方々は、その人のプロフィールより、本当に親身に聴いてくれるかをしっかりと見ています。わかってくれそうな人に話をするわけです。いくら人生経験が豊富でも、「非言語的メッセージ」で聴く姿勢を示していなければ、その方に心を開こうとはしません。

先ほどの看護師の例だと、彼女はこれらでメッセージの送り方に失敗しています。

「大きな足音を響かせながらつかつかとやって来る」
「いきなり閉じているカーテンをバッと開ける」
「腕を組んで、見下ろす感じでBさんを見ている。視線もやや強い」
「今度は両手を腰に当てて子どもを叱るお母さんのポーズ」
「(会話中に)既に身体を斜めに翻しかけている」

などです。

本人には悪気はまったくありません。それどころか彼女は本来熱心な看護師です(ちなみに特定の誰かをイメージはしていませんので、私のこと? と思わないでください)。

けれどもこれらの振る舞いで非常に損をしています。

例えば、腕を組むのは拒絶のメッセージになりかねません。腕を組んだり、両手を腰に当てるのはやや威圧的に映るかもしれません。話の途中で身体を斜めにしているのは、あるいは見下ろす感じで見るのは、相手の話を引き出す態勢ではありません。

さて、ふさわしい「非言語的メッセージ」について考えます。

物理的距離……遠過ぎないようにします。遠過ぎると声も聞こえません。

位置関係……机がある部屋の場合は、並んで座る、あるいは対角線上に座るのが良いでしょう。対面の場合も、斜めになるように座るのが良いです。正面の対面だと威圧的な感じになりますし、視線の持ってゆき方が難しいです。

姿勢……相手のほうに少し身体を傾けます。聴いていますよというメッセージを送るためです。

体の向き……基本的に自分の身体は相手のほうに向けて話をします。

視線……基本的には相手の顔を見て話します。時に視線を外します。凝視するのは威圧感を与えるからです。また視線が強くなり過ぎて、相手を射抜くような目をしないように。意外にそういう強い目つきで苦悩者に向かわれる方がいて、威圧感を与えています。私は時に、頷きながら、瞬《また》き中に目をつむっている時間をやや長めに取ることで、しっかり聴いていますよという効果と、視線が強くなり過ぎるのを予防する効果を目指しています。

頷き……しっかり頷きながら話を聴くのが良いでしょう。

表情……「和顔愛語」これに尽きます。

「和顔愛語」の表情で聴く

表情については大切なので、もう少し説明します。

基本的に、苦しむ方を支える人は「和顔愛語《わげんあいご》」で接する必要があります。「和顔」とは優しげな顔つきのこと、「愛語」とは親愛の気持ちがこもった言葉の意味です。念のために言っておきますが、ここまでのお話でおわかりのように、単に

「優しい言葉」を使うことではなくて、ここで表現されているのは、まず**「優しい顔つき」**、**次に「優しい言葉づかい」**と捉えるべきでしょう。「愛語」は単に言葉そのものを指すのではなく、「準言語的メッセージ」をも指していると解するべきでしょう。「和顔」は言うまでもなく、重要な「非言語的メッセージ」の一つです。

挨拶から始まり、基本的には優しい顔で苦悩者の言葉は聴くべきです。ただもちろんのこと、相手のお話が特に深刻な場面であったり、悲しみや怒りを表現される時だったりすれば、それに合わせて真剣な顔で聴くべきでしょう。

ミラーリングというよく知られた技法があります。相手の動作に対して、まるで鏡のように自分の動作も合わせる方法のことを言います。これは共感を伝えるのに良い方法で、親密さを表現できます（ただやり過ぎにはご注意ください。これはあくまで技術です）。表情もそれと同じです。ただネガティブな感情に相手のお顔が引きつっている時まで、それに合わせる必要はないでしょう。基本的に、穏やかな調子、表情を崩さずに、ことにあたるのが良いです。最近私は、例えば患者さんが頭をかくと、自然に頭がちょっと痒い気がして同じところがかきたくなったり、患者さんが鼻を触るとなぜか自分も鼻がむずむずして触りたくなったりということに気がつくことがよくあり、ああミラーリングはこうして起きるのかなと気がついたものです。ミラーリングは自然に起きていますし、仲良し同士は頻繁にミラーリングしています（皆さんも確認してみてください）。それを意識的に行う、という技があるのです。

確かに技術は技術、型は型に過ぎません。

けれども、**心と技術、心と型、それはどちらも大切なのです。**

特に不慣れな方ほど、技術や型を軽視しています。それがゆえに、ちゃんと親身になっているのに、理解されず、自分も傷つく……ということがあります。むしろ苦しい方を支える経験が今まであまりない人ほど、「技術」「型」を十分に意識する必要があります。経験を積むうちに、ご自身なりの基本形が出来上がるようになると思いますし、そうすれば随分とお相手の反応が変わることを理解でき、私の言っていることもご納得いただけるのではないかと思います。

むしろ「技術」や「型」さえしっかりしていれば、私は苦悩する人と接することは恐れるに足らないと思います。こうやって苦悩者を支えるための本を読んでいる皆さんは、またここまでさらに読み進めてくださった皆さんは、十分に苦悩者を支える

「心」を持っているはずです。そこに技術が加われば、もう恐れることはないのです。

私は、元々のスタート地点や伸び幅に差はあれども、特に「技術」や「型」は鍛え方次第で誰もが進化するものだと思っています。けれども「自分で変えよう」と思わない限り、ほぼ絶対に変わらないのがこの「技術」や「型」です。また中年以降になると、誰も注意してくれなくなります。若いうちに、きちんと指摘してくれる先輩や同僚を持つか、周囲に「気がつくことがあったらちゃんと伝えて」と言っておくことだと思います。

某月某日朝　医師、Bさんの隣のCさんを診察中。看護師Eさん（3年目）の対話術

医師は静かにCさんと退院などの話をしている。

すると看護師Eが静かな足音でやって来た。

「Bさん、起きてらっしゃいますか？　入っても良いですか？」

「ん……ああ、もう朝なんですね」

「カーテンを開けてもよろしいですか？」

「ああ、お願いします」

「Bさん、おはようございます」

——あれ？

立っているのは3年目の看護師Eだ。彼女は若手で、はきはきした印象がある女性だ。しかし今日はいつもより1オクターブ低いくらいの落ち着いた声だ。

Bさんはまだ眠そうである。Bさんは同じ科の医師の受け持ち患者だ。昨日は今後の治療についての厳しい見通しの話をしたとその医師から聞いている。昨日は眠れなかったのかもしれない。

「……ああ、おはようございます」

かすれた低い声。けだるそうな感じ。

「昨日はよく眠れましたか？」

ベッドのすぐ脇まで身体を近づけて、少々前かがみになって看護師Eが言う。ちょっと心配そうな表情を作る。

「ん……まあ普通かな」

「そうですか。まだ検査の時間まではありますから、それまでゆっくりお休みいただいても大丈夫ですよ」

穏やかな笑顔で、言葉も気持ちゆっくり目に紡いでいる。

「あ、検査がありましたっけ、今日」

「そうですね。11時から検査が入っています。だからもう少し時間がありますから、お休みいただいていても結構ですよ」

「いや失敬失敬、すみませんでした」

「病院に入ると検査だらけで、どれがどれとかわからなくなってしまいますよね。先生からは検査の結果は聞けていますか？」

「いや、まあ昨日聞きました。……ちょっと悪い結果だったんで」

「ああ、そうなんですね」

やや声を落とし、少しだけ心配そうな表情を作る。

「ちょっとがっかりしちゃったよ、いろいろ聞いてね」

「そうだったんですか……。もし気持ちがつらいとかそういうことがあれば、また先生や私たちで改めてお話をお聞きすることもできますよ。ですから、困ったことがあったら遠慮なくおっしゃってくださいね」

にこり。

「あ……ありがとう」

「とんでもないですよ。それじゃ」

会釈をすると、静かに看護師Eは出て行った。

「話が聴けない人」の特徴

どうでしょうか。患者さんのBさんの反応は異なっていましたし、何より「話を少しでも聴いてもらえた」、そして看護師Eなら「話を聴いてくれそう」と思ったことでしょう。

一般に、年長者のほうが経験があるため、人間理解ができる素地がある（人はなかなか実際に体験したことでなければわかりにくい）のですが、こと「傾聴力」「感性」に関しては、年齢だけで判断できないというのが本当のところでありましょう。

ここで重要なことをお伝えします。

「話が聴けない人ほど、時間が足りないせいにします」

厳しいですが、本当のことです。典型例が、先ほどの2人の看護師さんの例です。おそらく聴いている時間は、2人でそれほど差があるわけではないでしょう。けれども、Bさんは看護師Eに対しては「話を少しでも聴いてもらえた」と思ったでしょうし、最初の看護師に対しては「まったく話が聴いてもらえなかった」と思ったことでしょう。

現場で、「時間が足りないから」という方は、「準言語的メッセージ」「非言語的メッセージ」が正しく送れておらず、そもそも苦悩者が話をしにくい雰囲気を作ってしまっていることがあります。だから話をしてもらえない、ということが相当数あると思います。それを時間のせいにしてしまいます。

長さではありません。ポイントを押さえることです。

くれぐれも、時間が足りないと言い訳しないでください。いや、でも本当に忙しいんですよという方は、「ではこの尋常ではなく忙しい時間で、どうやったら話を聴けるのか」「最小の時間で、最大限悩みを聴くにはどうしたら良いのか」と考え方を変えてください。

時間と闘う現代の私たちにとって、特に重要なのが、これから技術の項の続きで記すことを行い、「聴いていますよ」というメッセージを正しく送ることです。

私が働いていたような緩和ケアチームは、傾聴の達人集団です。時に初回面談の折から、いきなりその方のこれまでの人生を語ってくれることがあります。何か月も入院していても、そんな話を一度もされたことがない方が、すぐにお話してくださるのです。

それは私たちがすごいからではありません。私たちが「傾聴力」の心と技術に則った対応をしているからです。ただそうやって困った方がすぐに重い口を開いてくださるなんてすばらしいことではありませんか。それが「傾聴力」のすごさなのです。

最後にもう一度くり返しますが、「心」だけ持っていても、「技術」が大きく足を引っ張れば、皆さんの真心は伝わりません。真心は、聴く姿勢で示しましょう。「準言語的メッセージ」「非言語的メッセージ」を十二分に意識することです。

話を聴くための3つのポイント

ポイントを3点に絞って説明します。

「落ち着ける環境」を探す

これまで書いてきたような、治療の力さえ持つ「傾聴」。その力を活かすためには、まずはそれにふさわしい場の設定をしなければいけません。

けたたましく鳴る踏切の前で、劇的な愛の告白がなされることも、ひょっとするとあるかもしれません。しかし一般に踏切の前で、苦悩をさらけ出す方は少ないでしょう。同じ状況では夜の海辺のほうが幾分かましかもしれません。

傾聴の素晴らしさを知っている者ほど、また傾聴した「つもり」で後にしっぺ返しを受けた経験が多い者ほど、場の設定には気を遣っています。「環境」が人に与える影響の大きさは、誰しも考えてみれば理解できるものだと思います。

まずは、静かに落ち着いて話を聴ける環境を設定します。前述したように、位置取りは隣か対角線上が良いです。基本的に、周囲の人（がいるとして）には話の内容がわからない環境を提供すべきです。屋内なら個室が原則ということです。

部屋の大きさは、男性は狭い部屋、女性は広い部屋だと結論が厳しくなるという意見がありますが、適度な広さの部屋が一番でしょう。

言うまでもないことですが、身だしなみは整えます。清潔感やにおいには留意してください。

私のような仕事をしていると、「一期一会」を頻繁に経験します。皆さんの大切な方が明日、去ってしまう可能性は低いですが、人はいつ何があるかはわかりません。どんな相手にでも、一期一会の精神で臨みたいですし、そうすれば場の設定にも自ずと力が注がれると思います。

礼儀正しく聴く

終始、穏やかな態度で、礼儀正しく聴くことです。

話を聴いていると、自らの心にも様々な感情が浮かんでくるのがわかるはずです。それを受け止めながら聴きます。それに身を任せるのではありません。あくまで「あっ、自分は今こう感じているなあ」と受け止めつつ、聴くことです。そうではないと、苦悩者の感情の奔流に飲み込まれてしまいます。

援助者は苦悩者と一体化することが目的ではありません。コミュニケーションの語源がcommunicare（共有する）にあるように、目的は「共有」です。しかもこれまでお伝えして来たように、援助者には「苦を見出す」「物語を引き出し、支える」という役割があります。それは苦悩者の感情でわが身を浸して一体化することではありません。

時に話を聴きながら、毎回もらい泣きしてしまう、極めて感受性が豊かな方もいますが、それは本書で述べている、「傾聴」の力を活かした援助をしているのとはまた別です。**感情に毎回同調するのではなく、どうすれば支えられるのかという問いを、話を聴くのと並行しながら頭の中で問答してゆく**必要があるのです。ただそれを前面に出す必要はなく、基本は最初に記したように、「穏やかな態度で、礼儀正しく」です。目や顔を見て話す、目線はできるだけ同じ高さに保つ（あるいはそれに近くなるように身体を前にかがめるなどする。可能ならば視線は同じ高さか、自らが下になるように)、できるだけ座って話をする、適度に頷く(傾聴初心者のうちは、はっきりと、「うん、うん」と頷くようにすることです。そのうち身につきます)、など聴く姿勢を明確にします。また腕を組んだり、両手を腰に当てたり、両手を背中で組むのは、拒絶や威圧感を与えることがあります。身体の力は抜いて、両手は下腹部上で軽く組むか、両脇に垂らすかします。

聴く態度を明確に示す

話を聴く態度には以下の5つがあると言います。

さて、苦しむ方々を支えたい皆さんが、話を聴く時にふさわしい態度はどれでしょうか?

①評価的態度(例：思考や行動の良し悪しなどの判断をして伝える)
②解釈的態度(例：苦しみの原因に対して理由を一方的解釈し、伝える)
③調査的態度(例：私的な事項を情報収集・調査するよう努める)

④支持的態度（例：苦悩者の考えや行動を認めて支持し、伝える）
⑤共感的態度（例：苦悩者の立場に立って理解するように努め、伝える）

さてどれでしょうか？


答えは④と⑤ですね。

苦悩者が話をする時に、まずは④と⑤に立脚した基本姿勢で聴くべきです。

「なかなか食べられなくて。でも何とか食べやすいものを中心に食べています」

「それはすばらしいことだと思いますね」

これが④の例。

「失恋してもう三か月が経ったんだけれども、まだ何も食べられなくて」

「それくらいだと、まだそうかもしれないよね。わかるよ、そういう気持ち」

これが⑤の例です。


さて、これを①〜③で対応してみましょう。

「なかなか食べられなくて。でも何とか食べやすいものを中心に食べています」

「食べやすいもの、ではなく、栄養があるものを食べたほうが良いと思いますよ」（①）

「失恋してもう三か月が経ったんだけれども、まだ何も食べられなくて」

「それは失恋でストレス性胃炎になったんじゃないの？」（②）

「失恋してもう三か月が経ったんだけれども、まだ何も食べられなくて」

「誰と別れたの？　年上？　年下？　何か月付き合ったの？」（③）

苦悩者の立場に「共感」し（「同情」や「一体化」ではありません）、「そんなふうに思うのも当然ですよ」「それで良いと思いますよ」「そうなりますよね」と思考・行動を認めてあげることです。そうすれば、苦悩者は「聴いてくれた」「理解してもらえた」と感じやすくなることでしょう。そのために④と⑤を基本的な傾聴の態度とするべきです。

心をひらく「質問」「応答」「共感」の仕方

これまで、傾聴は話を聴くだけではない、ということは十分説明してきました。傾聴を通し、苦しみを知り、物語をつかむ、という話です。

ここでは、技術的にも、「聴くだけではない」ということをお伝えします。と言いますのは、当たり前ですが、「単に聞いているだけ」では話はすぐに終わってしまうからです。

会話の基本進行形があります。

「聴く」→**「質問する」**→**「応答する」**→**「共感する」**→**「聴く」**……というものです。

実は「傾聴力」には「質問」が大切です。

まずは「開かれた質問」から始める

「質問する」時に注意する点として、苦悩者の苦しみ、物語、背景をつかむように質問する、ということはこれまで述べてきた通りです。質問は「開かれた質問」で開始するのが良いでしょう。「開かれた質問」とは、「今一番気になってらっしゃることは何ですか?」という質問のように、「はい」か「いいえ」で答えることができず、受け手の自由な応答を促す質問のことをいいます。また後述します。

また質問ではできるだけ、問題を絞り込む段階における2つ以上の質問が含まれる文章は避けるべきでしょう。「やっぱり気が晴れないから、食欲もなくて、だから痩せたのかな?」というような質問です。これは別個に「気は晴れない?」「食欲はどう?」「痩せたりした?」と聴くべきでしょう。関連性を勝手に援助者が作ってしまっていますし、何よりわかりづらく不親切な問いです。相手が気力・体力が落ちていたり、高齢の方だったりすると、答えるのが面倒になってしまって、結果適当な答えで済ませてしまったりなどという危険も考えられます。質問は「わかりやすく」を旨とすべきです。

ただ「尋問」にはならないようにしなければいけません。そのためには、後に述べる「応答」「共感」をしっかりすることはもちろんですが、聴き方も穏やかかつ丁寧にし、一般に答えづらいと思う質問には、「お答えづらいと思いますが」「無理に答える必要はありませんが」などの接頭語をつけるのが親切ですし、実際にそのほうが質問された側も答えやすいでしょう。

正しい「相槌」の打ち方——応答

「応答する」時は、まず必ず「相槌《あいづち》は打つ」ことです。声としぐさで両方表現するのが大切です。相槌も適切な打ち方があります。やたらに打ちまくると、聞いていないと感じられます。うんうん、と言っていても、そっぽを向いていたら、やはり聞いていないと思われるでしょう。相手を見ながら、「うんうん」「そうですよね」「わかります」「そうなんですか」「いや、すごいですね」「なるほど」「ほう」「へえ」等の言葉を、無礼にならないように配慮して使用することです。

また応答には「言葉での反応の技術」の理解が必要です。これはまた項を改めて説明します。基本は、**相手が言うことを理解しましたよ、ということを言葉で伝えることが「応答」になります。**

「理解していること」を伝える——共感

「共感する」時は、その「共感を言葉と態度で示す」ことです。先述した「支持的態度（例：苦悩者の考えや行動を認めて支持し、伝える）」「共感的態度（例：苦悩者の立場に立って理解するように努め、伝える）」が基本になります。

「そういうふうに思うのは当然ですよ」「そんなふうに苦しいと感じることがよくわかりました」と、単に「そうですか」「へえ」と応答に留めず、「わかりました」と伝えるのが共感です。

ただ安易に「わかります」を連発すると、あるいは苦悩者が自らの苦悩を感じている度合いが強い場合や援助者との背景が大きく異なるような場合は、「わかるはずがない」「そんなこと言うけれども、本当はわかっていない」と言われてしまうこともあります。

その際は、「あくまで自分の理解の範囲ではありますが、苦しいと思ってらっしゃることはよくわかりましたし、〇〇さんのお話を聴いてそれも当然だと思いました」とお答えすることも重要と思います。

共感にも「言葉での反応の技術」の理解が必要です。これは後述します。

またこれも先に述べた沈黙も、共感を示すために活用することができます。単に絶句してしまうということではなく、頷きながら沈黙をすることで、共感を示すこともできるのです。

「心の通った言葉」を交わす技術

元来日本は精神論に偏りすぎる傾向がありました。

しかし精神論では闘えません。

熱烈に誰かを救いたいと思っていても、気持ちだけでは救えません。適切な技術を理解すること、苦悩者を支えるやり方を知ることは、大きな武器を手に入れることと同じですし、またそれを通して様々な達成を経ることで、ますます技術が磨かれます。

この本を読まれるような方は、気持ちは持っているのです。だからそれの示し方を身につければ恐れることはありません。それでも人が相手ですので、１００％はありません。誰もが必ず失敗します。けれども間違いの振り返りをするためにも、基本形への理解が必要です。言語以外も重要ですが、言葉自体も重要です。基本的な言葉の対応技術について、ここからご説明します。

ただのくり返しではない「反復」の技法

もっとも難しくなく、かつ有効な方法として使用できるのが、「反復」という技法です。

これは相手の言葉をそのままくり返す、というものです。

「もう、本当につらくて……」

「つらい……んですね」

「そうです」

であったり、

「失恋で、苦しくて、死にたいくらいです」

「なるほど……失恋で苦しくて、死にたい……と、そう思われるんですね」

「ええ」

などという使い方です。

これはそのまま患者さんの話を「受け止めた」ということを示すものです。話している側は「聴いてもらえた」と思うことでしょう。

やり過ぎておうむ返しになってしまってはいけませんが、熟達すると何十分も相槌と反復だけで苦悩者がずっと話してくれて、「聴いてもらって元気になりました」と言ってもらえるくらいの力を持っています。そういった例を積み重ねるたびに、苦悩者は聴いてもらえる人を通して自分と対話しているのだと感じます。

くり返すだけ、と侮ってはいけません。医療現場では、この技法は、答えがない問いを投げかけられた時にも使用できます。

「先生、私は死ぬんですか？」

「……死ぬと思っている、ということですね」

であったり、

「私の命はあとどれくらいなんでしょうか？　こんな状態で生きている意味がありません」

「命がどれくらい……と思うんですね。こういう状態で、生きている意味がない……と」

などという使い方です。

その後に苦悩者が自ら言葉を継いでくれる場合もあります。例えば「だって、これだけ悪いじゃないですか？　だからそうなんだと思って」と。あるいはそこで沈黙に入ったら、「どうして、そのように思われるんですか？」（詰問調にならないように！）と気持ちを聴けば良いでしょう。

答えのない問いは、もちろん明確な答えを求めて発せられることもありますが、先述したように「自問自答」し、聴いてもらえる人を通して自分と対話している場合も多いです。だから、「受け止めた」と示すことが第一なのです。

「そんなことないですよ！」

「生きる意味は誰にでもあります」

と即答してしまったら、もはや話はそこで終わってしまいます。反復は、話を進めることにつながり、より深いところまで苦悩者が見つめるきっかけとなることからも重要なのです。

使用してみないと実感もわかないのが、反復だと思います。ぜひとも使っていただいて、自分なりの上手な反復の使い方をマスターしてください。答えに窮した場合などにとりわけ使用できることがきっと体感できると思います。

相手の気持ちを整理するきっかけに——要約と明確化

苦悩者がひと通り話した際に、それをまとめて、あるいは言いかえて、伝える技術です。

例えば、昨年妻が亡くなって以来毎日毎日寂しくて、朝も晩もそのことを考え、仕事も何かやる気がせず、年末には風邪をこじらせたりしてあまり良いことがなかった1年で、今年も気持ちが晴れない日々が続いている……というようなお話を30分くらい聴いたとします。その後に、

「そうすると、いろいろな苦しさの原因になっているのは、やはり奥様が亡くなられたということでお気持ちのつらさが出ている、ということですね」と一番の原因となっているであろうことを文字通り言葉で「要約」します。

苦悩者は自らの気持ちが整理できていないことも多いため、従って苦しさを話す際も、整理して話すのが困難なことも少なくありません。ですので、様々な話題が出て、時には脇道にもそれ、そのうち結局何が言いたいのかわからなくなったりすることもよくあります。

ゆえに、これまで述べてきた苦の原因のつかみ方をベースに、「そうすると困っていることは○と×と△ですね」とか「□と◎と●がつらいということですね。一番つらくて、他の苦しみの原因ともなっているのは□ということで良いでしょうか？」とこれまでの話をまとめ、可視化することとです。これが要約です。

あるいは、苦悩者が伝えたいことを言葉で上手に表現できない時に、その伝えたいことや気持ちをかわりに表現することを「明確化」といいます。例えば、「何をやるにも一人ではなく二人だったから。元々一人暮らしの経験も短かったし。今は話す人もいないですよ。ああ、なんでこんなになっちゃったんだろうな……。わからない。何か悪かったんでしょうかね。そうそう、昨日も晩酌しました。友達も誘ったんだけどみんな忙しくてね……。何だかわからないけれど、つらいね……」という話を聴いた時に、「なるほど、するとやはり、一人だとつらい……孤独を感じている、ということが一番気がかりなんでしょうかね？」とこれまでの経緯を「孤独」という言葉で明確化するという技法です。

皆さんもお気づきのように、これらの技法はきちんと相手の話を聴いて、何が問題点かをつかむことができていないと使用できません。また決めつけのように響かないように細心の注意を払って伝える必要があります。もちろん本当に決めつけてはいけません。

「何をやるにも一人ではなく二人だったから。元々一人暮らしの経験も短かったし。今は話す人もいないですよ。ああ、なんでこんなになっちゃったんだろうな……。わからない。何か悪かったんでしょうかね。そうそう、昨日も晩酌しました。友達も誘ったんだけどみんな忙しくてね……」という話に、

「一番は友達がいないことなんですね」（問題の掘り下げ不足）

「そりゃあんた、人は誰でも孤独ですよ」（決めつけ1）

「ああー（ため息）、孤独なんですねえー」（決めつけ2）

などという応答が良くない例でしょう。一方できちんと相手の整理・表現し得ない苦しさを要約・明確化すると、「この人はわかってくれる」「おかげで原因がわかってすっきりした」あるいは「自分でも気がつけた」と思ってもらえることがあります。有効に使用できるならば素晴らしい技術です。私もよく使用しています。

けれども、あえて明確化しないこともあります。例えば先ほどの例で、「なるほど、するとやはり、一人だとつらい……孤独を感じている、ということが一番気がかりな

んでしょうね。一番は奥様が亡くなったことでしょうか」と、苦しみの原因が明らかな場合にもう一度明確化することが、より苦悩者を苦と直面化させてしまうことがあります。苦悩者が苦悩のおおもとをご自身でも十分認識しているような場合は、あえて明確化しない時もあります。このように反復に比べれば決して簡単ではなく、諸刃の剣ともなりうる技法なので一定の注意を払ってご使用ください。

その他の技法

次のような技法があります。

反映……苦悩者から伝わってくる感情などを苦悩者に伝える（例「おつらそうですね」）

正当化……苦悩者の感情面の体験を理解し妥当だと認める（例「そのように思うのは当然ですね」）

個人的支援……苦悩者の支えになろうという思いを伝える（例「何とか○○さんの苦しみが楽になるための助けになれればと私は願っています」）

協力関係……協力して苦しみに対応しようと伝える（例「お話を聴くことで協力させてください。私と一緒に苦しさを取り除いていきましょう」）

尊重……苦悩者の対応を尊重していると伝える（例「そうやって肯定的に捉えていらっしゃるのは素晴らしいことです」）

また、埼玉医科大学総合医療センターの呼吸器外科医であり、臨床現場のコミュニケーションの達人でいらっしゃる儀賀理暁先生は、3S、つまりSが頭文字の「すごい」「すばらしい」「さすがですね」あるいは、〝SOS〟、「すばらしい」「驚きました」「すごいですね（さすがですね）」を使用することが良いと教えてくださいましたが、これはまさにそうで、尊重を示す、あるいはこれまでのお話に即して言うならば「物語を支える」有効な言葉です。

良き傾聴者は脇で聞いているとおもしろいくらいこれらの言葉を用いています。結果、苦悩者はこれまでの物語に価値を見出し、より新しい物語を構築していくのだと実感させられます。「すごい」「すばらしい」「さすがですね」と言うことはそれほど難しいことではないはずです。おすすめです。よく使っているうちに自らも感性豊かになってくるやもしれません。何でも素晴らしいことを見つけるのは、自分にとっても益になることだからです。

「言葉」で聴いたほうが良いこと

苦悩者の背景を知るうえで、他に参考になること、聴いておくと良いことを最後に付け加えておきます。

どのように解釈しているか？
これまでの苦難への対応は？
家族・仕事等の社会背景は？
気持ちや精神状態は？

補足しますと、例えば今の苦しみについてそれをどのように捉えているか、という現在の視点を聴くのが、「解釈」についての質問です。

「最近気持ちが晴れないんですよね」

「そうなんですね。それについてはどう思ってらっしゃいますか？」（援助者の気持ち：1年前にお子さんが亡くなったから当然そうだよな……）

「やっぱりこの間の失敗のせいでこうなっていると思うんですよね。仕事で大失敗。それで大損害を受けてね……」（援助者の気持ち：なるほどそちらだったか……）

要するに何を悩んでいるかは、苦悩者本人に聴かなければわからないということです。

「今朝は朝からつらくて……」（鼻をすする）

「つらいんだ」（風邪かな？）

「ほしかったアイスが売ってなかったの！」

「あ、そうなんだ」（そっちか！）

ということだってあるわけで、それを決めてかかってしまうと、

「今朝は朝からつらくて……」

「風邪でしょ？　夜更かししたんじゃない？」

「え？　違うよ！」

となってしまいます。「どうしてそう感じているの？」という質問が、その行き違いを防ぎます。だから解釈を聴くのが重要なのです。

また「これまでの苦難への対応」を聴くことは、次の苦難もその方法で乗り越えられるかもしれない、あるいは同様な行動で対応しようとするのではないか……という材料を得るために重要です。

例えば、毎回「闘うことで乗り越えてきました！」という方と「諦めることで折り合いをつけてきました……」という方では、今回の苦悩への向き合い方は当然違うと思いますし、これまでの背景を基盤にして、今回も適応行動を取ることが予想されるわけです。その情報が援助する際に役立つと思います。

社会背景からも、その方を支える力の性質や強さを推し量ることができます。また支えになりそうな因子を把握するのにも重要です。一人で誰かを支えるのは困難です。皆で支える形を作るのが、最良の援助者です。使えるものは猫の手でも犬の足でも借りねばなりません（人間以上かもしれません）。

苦悩者の中にも、淡々と事実だけを述べる方もいますが、「その時にどう思いましたか?」などの気持ちや精神状態を聴くことで感情の表出を促すと、苦悩者自身も援助者も、より気がつけるところが様々にあるはずです。こういった質問も必要に応じてしてゆくのが良いでしょう。

第四章
傾聴にまつわる悩み

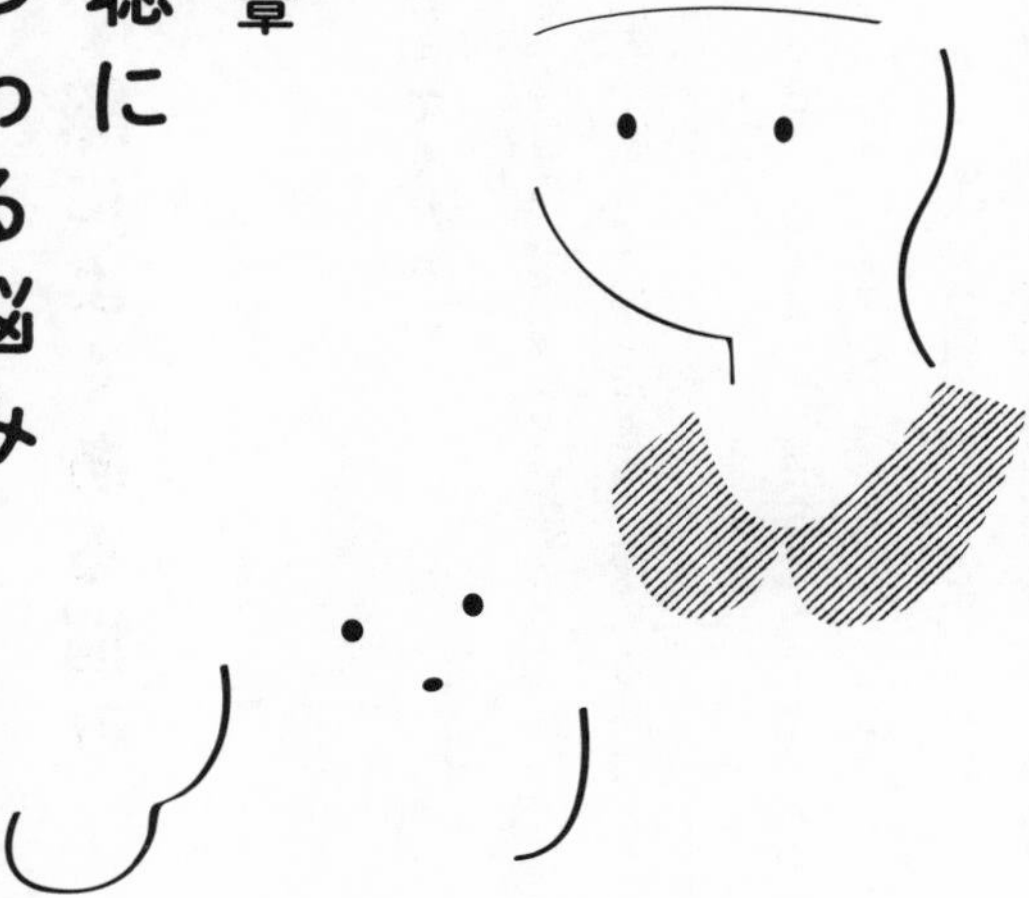

人の話を聴く際によくある悩み

話の切り出し方を教えてください

挨拶から始まり、天気や季節、今日の出来事などで始めると良いでしょう。ただこのご質問は、いざ苦悩者が困っていることを見定める時にどう進めるか、ということだと思います。

一般に質問は「開かれた質問（open-ended question）」で始めるのが良いでしょう。「開かれた質問」とは、「今一番気になってらっしゃることは何ですか？」「一番困ってらっしゃることは何ですか？」という質問のように、「はい」か「いいえ」で答えることができず、受け手の自由な応答を促す質問のことをいいます。

もちろん、困っていることが明白な場合や、以前に話を一度聞いている場合には

「〇〇はどうなりましたか?」と一応はその問題に焦点をあてて聴くこともありますが、この場合もイエス・ノーで答えられない質問なので、これは「開かれた質問」になります。

一方で「閉じた質問（closed question）」という質問があります。これは「学校は楽しいですか?」「最近忙しくて疲れるとかはありますか?」のように、「はい」か「いいえ」で答えられる質問のことをいいます。これは特定の問題の情報を収集するために有効とされています。ゆえに、基本的に援助者は「開かれた質問」で開始して問題をすくいあげ、その後その一つ一つを「閉じた質問」で詳しく聴いてゆく、ということになります。

何から話せば良いかわかりません

何から話せば良いかわからない、という質問を受けることがあります。

「話してもらえば良い」というのが答えであることは、この本をここまで読んでくださっている皆さんは十分おわかりだと思います。

しかし中には、「そもそもあまり話してもらえない」という場合もあるでしょう。

その場合に、もちろん雑談などをしっかりして、基本的な人間関係を築いておくことから始めることも重要です。

ただ、何らかの専門性を皆さんが持っていらっしゃるような場合は、それを基盤に関わるということも有効な方法です。例えばこの本の読者さんの中には何かの資格を持っている人もいることでしょう。その知識や経験などをもとに、援助してゆくという方法があります。あるいは実際にそれが求められている場合もあります。例えば医療職で言えば、薬剤師には薬の知識が、看護師にはケアの知識が、それぞれあります から、「薬（あるいはケア）についてお困りのことはありませんか？」とたずねたり、何か困ったことが出て来たら「それにはこういうことができると思います」とお伝えすることで心を開いてくださることがあるわけです。

また自己開示を先に行うことで（時には自分の物語を話してみることで）、気持ちを預けようと思ってくださることもあるでしょう。

あと小ネタを最後にお伝えしておきます。

家族写真を見逃さず、話のきっかけにするのが良いと思います。例えば、私は患者さんのお部屋にご家族の写真や、お孫さんの描いた絵などがあればできるだけそのことに触れるようにしています。「物語」を知る格好のきっかけになるのは明白です。写真に限らず、何か家族の影響を感じられるものがあれば話題にすると良いでしょう。また同様に、「故郷話」をするのは基本だと思っています。おかげさまで私も西と東を行ったり来たりしてきたので、全国未踏の県はありませんから、様々な地元ネタに対応できます。「故郷」は物語の始まりです。ぜひ聴いて、可能ならば少し盛り上がると良いでしょう。

初対面でなかなか打ち解けることができません

仕方ないです。

……と言ってしまっては申し訳ないですが、人には俗に言う「カラー」があります。以前あるカリスマと一定の期間接する機会がありました。

カリスマはすごいものでした。それは「非・準言語的メッセージ」の強力さです。おそらく生まれ持ったものだと思います。素晴らしい楽器のような声、自信にあふれた態度、普通に考えれば偉大な人に見えますし、実際に初対面で彼を悪く言う人はいませんでした。けれども強力な初対面効果を持つ人が、必ずしもまともな方とは限りません。そのカリスマを信じた人は不幸な結末を迎えました。

おそらく詐欺師や、民衆にいただかれて権力を手にしたのちに裏切る独裁者などは、極めて強力な「非・準言語的メッセージ」を持ち（むしろ私は、カリスマとは極めて強力な「非・準言語的メッセージ」を有する人と呼んでも良いくらいと思います）、ゆえに初対面の際、あるいはしばらくの間絶大な信頼を誇り、多くの人と仲良くなることができますが、そのうちにぼろが出るのです。

私はある意味その対極に位置するので、初対面の方とお話しするのは決して得意ではありません。けれども「傾聴」「人を支える」という点では、それはむしろ関係がないようです。

そもそも誰かを支える時は、その方の物語をつかみ、その方の物語に何らかの示唆を提供する必要があります。雄弁なカリスマは、誰かの物語を己の物語に一瞬で書きかえてしまうことがありますが、それが苦悩者自身の物語ではないことは明白であり、いつしか矛盾が生じます。

例えばドイツの大哲学者ヘーゲルがナポレオンを評価していたのが、のちにまったく逆になった、などという逸話は、まさにカリスマの「最初の効果」が鮮烈であるが長続きはしないことを示しているのではないかと思います（中には洗脳されてしまう人もいますが、通常の思考能力を持っていれば、いつしかそれが「依存」であったことに気がつくはずです）。

人にはそれぞれの個性があります。自分から出ている雰囲気を意識することです。例えば私は、「徐々に理解していただく」パターンが多いので、最初に仲良くなることはあまり期待していません。実際に期待したとしても、裏切られることでしょう。けれども、例えば私たちが死病になったとして、終末期の現場までともに過ごす人は実は多いわけではありません。ですから友人が多くても、最後まで付き合えるのはほんの一握りです。友達が多いことは良いことですが、そうでなくても決して苦しむ必要はないと自信を持って言えます。本当にそばにいられる人は物理的にも心理的にも少ないのです。

毎回初対面でスムースに信頼関係が築けなくても、それほど悩む必要はありません。もちろんこれまで書いてきたような、「心」と「技術」は理解してください。そのうえでの「うまくいかない」であれば、大丈夫だと思います。それが自らの個性であると思うことです。

ただ最後にひと言。生き方が顔に出ると言われますが、故なきことではありません。これは本当に不思議ですが、悪いことをしているとそれなりの人相になりますし、性格がきつい人はやはりきつそうな顔をしているものです。それがあるきっかけで考え方や生き方が変わると、まるで別人のような顔になるものです。終末期に、物語の転換に伴って重いスピリチュアルペインから脱却した後の方々のとても晴れやかな顔を見るたびに、「顔や雰囲気は変わる!」と私は痛感しています。

ですから、なかなか人と良い関係を築けないという方も、できることはあります。ただし、不利な雰囲気を出している方は残念なことですから、傾聴の「技術」を実践してみてください。

昔から言われるように、「楽しいから笑うのか」「笑うから楽しいのか」という話があります。もちろん楽しいから笑うのですが、「笑うから楽しい」のかもしれませんし、実際にそう見えることも多くあります。普段の表情や話し方が変わることで、実際にものの考え方も変わるかもしれません。

気の利いたことが言えない

苦悩者を援助するには、実はユーモアがあったほうが良いのです。私も状況が許せば、なるべくおもしろいことを言おうといつも考えながら、苦悩者と接しています。けれどもこれも個性があると思います。

おもしろいことが泉のように湧いてくる人もいれば、おもしろいことを話したつもりでも毎回スベってしまう人もいます。ユーモアも努力で変わる部分はたくさんありますが、ユーモア力のスタート地点は各人異なることは否めません。

そういうわけで、気の利いたこと、というよりおもしろいことは少しは言えたほうが良いと思いますが、絶妙なアドバイス、励ますことができるうまい言葉、ぴったりの格言など、そういう意味の気の利いたことは、私は言えなくても良いと思っています。

これまでに述べてきたように、「傾聴者」は話を聴く人であり、**相手の力を引き出すのがその仕事ですから、並はずれて話がうまい必要はないのです。**雄弁家は必ずしも良き聴き手ではなく、依存者や崇拝者は作れても、誰かを支えられないこともあります。むしろ、健康な人には通用する雄弁も、苦悩している人には空々しく響くことが少なくありません。雄弁が有害になってしまうこともあります。苦悩者は自らの思いを聴いてもらいたいのに、雄弁が「人を動かすこと」や「説得」の意図を持つからでしょう。

前述の儀賀先生が教えてくださったのが、「コップ理論」です。相手の心のコップを空っぽにしなければ、こちらの言い分は相手の中に入らない、という理論ですが、まさにその通りです。苦悩者を支える時のほかにも、クレーム対応でも使える技術です。相手の話はできるだけさえぎらないようにしなければいけません。クレームの際もこれでもかと聴き倒すと、むしろ信頼されることさえあります。

傾聴者の心得は、相手のたまりにたまったものをすべて出してもらうことです。もちろんその中にはネガティブなものも相当含まれているかもしれませんが、貴重な物語やその原石も出てくるものです。それをしっかり見つけて、伝えてあげれば一件落着なのです。

だいたい誰かを助けようと一生懸命な方ほど、「どう言ったら良いか」と真剣に悩む傾向があります。けれども苦悩者も、答えられない問いの答えを援助者に求めていないこともよくあります。ですので、言葉に窮して沈黙して良いのです。そこで逃げないようにして、「葛藤を受け止めたまま」そばにあれば良いのです。

簡単なことではないと思いますが、別に気の利いたことを言わなくても良いと知れば、余計な力みや肩の力も抜けるのではないでしょうか。

自分の意見も求められたら言うようにし、どんどん自分の意見を言うのは、苦悩者を支える時にはまずは控えたほうが良いでしょう。求められなければ言わなくても良いです。何かこの点で、日本人は傾聴に向いている気さえしますね（自分の意見をあまり言わないので）。

ゆえに、おもしろいことは言おうとしても、気の利いたことを言おうと頑張る必要はありません。リラックスして、話に臨んでください。

話した内容を誤解されることが多い

自明のように見えますが、時折忘れがちなものとして、**同じ言葉でも人によって指し示すものの範囲が違う**ということはよくあります。

例えば「頑張る」にしても、頑張るという気持ちを持てば良い、と考える人から、しゃにむに行動して必死に努力する、と考える人もいます。「頑張ってね」と前者の人に言えば、「そうですね」となるかもしれませんが、後者の人だと「こんなに頑張っているのにもっとですか!?」となってしまうかもしれません。

はっきり言って、ある言葉が規定する範囲は、人によってまったく違うということを知らねばなりません。言葉の限界を十分に知ることです。だからこそ言葉以外の「非・準言語的メッセージ」が重要なわけです。日本語でも「結構です」が、文脈だけではなく、その態度、身ぶりなどでイエスとノーがわかれるように、同じ言葉でも、「非・準言語的」な要素で意味がまったく変わってしまうこともあります。

だから言葉での共有は難しいのです。一方で「物語」にはもう少し流れがあり、背景がありますから、単発の言葉よりは（受け取り方の差異は当然あるでしょうが）共有しやすいと言えると思います（だから物語で共有することを勧めています）。

『「臨機応変」に対応しよう！』といっても、その人によって臨機応変の範囲はまったく異なります。「ことが起こってから柔軟に対応する」と考える人もいれば、「ことが起こる前に柔軟に対応する」と考える人もいます。

卑近な例で言えば、医療現場でも「苦痛を取り除こう！」と共有しても、苦痛の範囲や感じ方が人によって違うために、医療者間でもしばしば深刻な対立も招きます。他の仕事場も、言葉の指し示すものが異なるがゆえの行き違いは少なからずあるのではないでしょうか。

私がそれをとりわけ痛感した一つは取材です。

『死ぬときに後悔すること25』という本を書いた時に、たくさんの取材を受けました。後で取材をまとめた原稿を確認する時、毎回驚かされるのです。例えば1～2時間話し、取材者も頷いて納得され、「とてもよくわかりました」と帰っても、出て来る内容は私の意図とは異なる文章になっていることが時々あるのです。

――こんなに人の捉え方って違うんだ……。

というのが正直な感想です。

同様に医療現場でも、患者さんやご家族と医療者の言った言わないのトラブルも、多分に言葉の捉え方の違いであることがしばしばあるのです。プロの書き手でも、私の意図を文章に表現することは難しいのです。当然です。必ず書き手の主観が混入するからです。

「言葉」で切り取り、表現し、共有することは決して簡単ではありません。その「言葉」の持つ特性に私たちは敏感にならねばなりません。


ではどうすれば良いのでしょうか？

「いつも話の後に、話した内容を誤解されることが多い」という方は、圧倒的に説明が足りないことがあります。言葉の誤解がなくなるように、きちんと補足すべきです。

例えば私の現場で典型的なのは、「良くなりますよ」と言うと、患者さんは「治る」と思われることが多いです。当たり前でしょう。けれども医療者は「良くはなる（けれども治らない）」と言っているかもしれません。これははっきり言わなければ決してわかりえないものです。「はっきり」と聞くと、何でも厳しく突き放すような言い方で……と思われる方がいらっしゃるかもしれませんが、そうではなく相手の心情に配慮しながら、相手がわかる言葉で、真実を伝える……ということです。

他にも、言葉の選び方はとても大事です。最適な言葉を常に探しながら話してください。適切に言いかえることも重要です。

例えば、がんの患者さんで告知をすでに受けているからと「がん」「がん」と連呼する医療者が嫌がられるように、ネガティブな言葉をくり返し伝えるのは考えものです。この場合は「腫瘍が」とか「○○さんの病気が」とか言いかえることが可能です。

皆さんも「子供の体調が最近悪く、夫の給料も下がり、実母の介護もあったりで先行きが嫌になる」という悩みを抱えていたとする時に、「○○さんにとってのお気がかりは」と言われるのは良くても、「○○さんの不安は」「不安は」「不安は」と不安という言葉を連呼されるのは嫌なのではないでしょうか？　確かに「不安」なのですが、不安な方に「不安」「不安」と直面化させることはよりマイナスの方法へ思考を強化することになりかねません。

言葉の選び方と、それを伝える際の「非・準言語的」要素に十分注意してください。そうすれば「いつも話の後に、話した内容を誤解されること」が減るはずです。また重要なことはとりわけ、親切すぎるくらい、誰にでもわかるように丁寧に、平易な言葉で説明すべきでしょう。

感情をむき出しにされた時（怒りを浴びた時など）

苦悩者の中には鬱屈《うっくつ》した思いが蓄積している方もいます。するとと援助者に対しても、ふとしたきっかけで怒りなどのネガティブな感情をむき出しのままぶつけられる方もいます。

その時の対処法です。

一番いけないのは、瞬時に同調することです。怒りに対する怒り、これは最悪です。「あなたのためを思っているのに！」……気持ちはわかります。けれどもこれを言ってしまうと収拾がつかなくなります。

まずは、ネガティブな感情をぶつけられた時に、その「嫌だなあ」という気持ちもまたしっかり認識することです。少し離れたところから自分を見ているイメージでしょうか。客観視しようとすることです。これで感情の初発反応を防ぐことができます。

誰でもネガティブな感情をぶつけられ、自分に苦悩者の苦の責任の一端があるかのように言われれば冷静でいられないのはよくわかります。しかしここで自分もその気持ちにとらわれてしまったら、無意識に苦悩をさらに広げんとしている苦悩者の思うつぼで、誰も救われません。

「そうですか」と受け止め、これまで述べた技法も使用することです。

正当化……苦悩者の感情面の体験を理解し妥当だと認める（例「そのように思うのは当然ですね」）

個人的支援……苦悩者の支えになろうという思いを伝える（例「何とか○○さんの苦しみが楽になるための助けになれればと願っているんですよ。私は味方ですよ」）

協力関係……協力して苦しみに対応しようと伝える（例「私は一緒に苦しさを取り除いていきたいと思っていますよ」）

以上が伝えられる言葉です。

こちらが穏やかに、冷静に対応し、相手の「怒りのコップ」を空にすれば、多くの方は落ち着きます（逆にこれで落ち着かない場合は無理しないで、専門家などに委ねたほうが良い場合もあります）。
ただそれでもなかなか対応が難しい相手もいらっしゃるのも事実です。
そのような場合もあることを見据えて、前述の儀賀先生に教えていただいた方法ですが「素で勝負しない」法（これも3S法）というものを体得しておくと良いでしょう。

素で勝負しているから、自分にネガティブな感情をぶつけられると、自らが否定されているように感じて傷つくのです。苦悩者を支える時には、「苦悩者を支える援助者である私」という素晴らしい役割を演じていると考えることで、直接的な自らへのダメージを抑えることができるのです。否定されているのは、あくまで「援助者である私」であって、自分そのものではない、そう捉えることができれば、ネガティブな感情に包まれることも少ないのではないでしょうか。

人と人が相手の世界ですから、「頑張ったのに報われない」ということも経験数が増えればあるのは当然だと思います。私自身もそういう経験は少なからずあります。けれどもそれは決して自分そのものが否定されているのではない、と捉えることで、次の苦悩者の支えとなる力を取り戻すことができるのではないでしょうか。

とにかく援助者は、とりわけネガティブな感情（苦悩者への、だけでなく、周囲への、も含めて）にとらわれないように、自らの気持ちをモニタリングして健康を保つ必要があります。その際に、「素で勝負しない」のは一つの方法となるでしょう。

答えにくい質問の時（死にたいと言われた時など）

もうこれまで述べてきたことなので、対応法はわかると思います。念のためのおさらいです。

まず気持ちを受け止めます。応答します。

頷き、反復も使用し、沈黙します。

さてどうすれば良いか、もうわかりますよね？

「どうして、そう思われますか？」

と聴いてみるのです。

「もしよろしければ、どうしてそのように思うのか伺ってもよろしいですか？」

くれぐれも詰問調、あるいは否定的なニュアンスで聴かないように、これも強調してきました。ニュートラルな「非・準言語的」態度で、「教えていただきたい」という気持ちで聴くことです。

そして鍵となる言葉が出てきたら、さらにそれを深めてゆきます。

「だってもう役に立たないから」

頷き、反復、沈黙。

「役に立たない、というのはなぜですか?」

「だって歩くこともできず、人の世話になってばっかりでしょう?」

「人の世話になっていることで役に立たないと思われてるんですね?」

「そうです」

沈黙。

「私はどうしたらいいんでしょうか?」

頷き、沈黙。

「どうしたら良いと思われますか?」

「それは……」

とつなげてゆくことで、自ら答えを見つけられるきっかけ、礎石は作れるかもしれません。もちろんすぐに答えが見つからない、場合によってはずっと見つからないこともあります。だからこちらもあせらず、対応してゆく必要があります。

「難しいですよね。でも私はどうしたら良いかが見つかると良いなと思っています。そのために何かできることがあれば何でもおっしゃってくださいね。聴くことしかできないかもしれませんが、何かお支えできればと思っています。一緒にやっていきましょうね」

ここでは「個人的支援」と「協力関係」で答えていますが、「正当化」（「そのように思うのは当然ですよね……つらいですよね」）で答えても良いでしょう。

ただこれが「聴くことしかできない」で終わらないのは、皆さんはおわかりだと思います。この作業を通じて、苦悩者自らがご自身でも深く掘り下げて考えてゆくことになるかもしれません。これはまさに「治療的対話」で「癒しの端緒」を提供しているすごい「傾聴」なのです。

解決不能な問題の答えを求められた時

それでも中にはどうしても「答え」を教えてほしい、という方もいらっしゃいます。

例えば、私の現場で言うならば、もう治らないことがほぼはっきりしている場合に、「治したいんです」「先生、何とかなりませんか？」と願われる方の場合です。

もちろん真実は十分言葉に配慮しながら伝えられなければなりません。

「大丈夫」「治るから」と嘘をついては、いつしかその現実と虚構の猛烈なギャップにとても苦しむことがあるからです。ただ、かと言って、後の項で示しますが、苦悩者の「受容」を援助者が目指すのも考えものです。誰でも厳しすぎる現実は「否認」したいものなのです。それを何度も何度も直面化させるのは、とりわけその現実が厳しすぎる方には、ショック療法になるどころか傷を広げるだけということもあります。

さて、非現実的な希望にどうしてももたれかかってしまう方への対応です。

例えば、もうどう考えても回復不能な相手との復縁を求めている場合などです。

「何とか復縁したいんです！」

その言葉に十分相槌、反復、沈黙を行い、〝コップを空にする〟のは言うまでもありません。

さてその後です。

「結局私はどうしたらいいんですか？」

「何でも良いので教えてください。〇〇さんは、何も答えてくれてないじゃないですか？」

と言われたとします。

私の失敗談でいうと、「それは××さん（苦悩者）が見つけられるはずですよ」「すぐには答えは見つからないと思いますが、そのうち見つかるのではないかと思います」と努めて優しく伝えたところ、「なんだ結局何も教えてくれないじゃないか……」と言われてしまった経験があります。

救いを求めているこの方には求めている答えと著しく違っていたのでしょう。

誤ったスピリチュアルの使い手ならば、「霊魂が言うには、あなたは……」とお告げを伝えれば、この方はすぐにでもそうしてしまい、それは一定の救済にはなるのでしょうが、それが根本的解決にならないのは明白です（しかし実際には、こうやって誤ったことを信じる者となってしまう、絡めとられてしまう方がいるのは悲しいことでもあります）。

そんな際に有効なのが、「目標指向型アプローチ」です。

私たちは目の前の問題を解決する作業（これを問題指向型アプローチといいます）

に慣れています。小さなことを解決して、全体的に良くしてゆくという作業に親しんでいるのです。

けれども解決しようがない大きな問題だったり、問題の集積が著しくて収拾がつかなかったりしている場合などに、小さな問題の解決の集合が全体解決を導くという思考はしばしば袋小路にはまってしまいます。

その時に、「目標指向型アプローチ」を取るのです。具体的には、**問題解決思考と同時に、「現実的な目標を立てて、それに向けてやっていきましょう」というアプローチを取る**（あるいは併用する）ことであり、それを伝えるということでもあります。

私の現場では、特に余命がかなり限られている方には、もはや問題解決を重視する「問題指向型アプローチ」は結局その方のQOL（生活の質）を上げることにはつながりにくいです。問題解決もしながら、それよりも上位に「目標」を置きます。

「治ってほしいと私たちも願っています」「一方で、今できることを考えませんか？」

「何をすれば一番いいと思いますか？」「したいこと、やるべきことはありますか？」

「治るという希望も大切ですが、そのような考えで並行してやっていきませんか？」

とお伝えし、その方のＱＯＬを改善する「目標」を立てるのです。結果として、問題解決を重視した人よりとても長生きした人を私は何人も知っています。

「目標」を立てることが、生きる希望につながるのです。

田村恵子さんの紹介しているベナーとルーベルの看護論（94頁）で「患者は（略）限界を設けられながらも依然として将来に心を傾けているのである」とされている通りで、人はどんな状況でも将来に心を傾ける存在であり、またその未来をともに作ってゆくこと（未来へと続き得る、新しい「物語」をともに作ってゆくこと）が、目の前の問題が解決できないという苦悩から苦悩者をすくいあげることにつながり、希望をも抱けるようになるのです。

そのためには、「そのお気持ちはわかります」「一方で、今できることを考えませんか?」「何をしたら、もう少しご自身では良くなると思いますか?」「その問題が解決することは私も願っています。ただ一方で、何か目標を立てませんか?」などと援助者が促すことです。そのことで、苦悩者は目標や希望を見出すことにつながってゆくでしょう。

仕方のないことを苦悩者が「受け容れない」時

これは「受け容れること」を決して目標にしない、「受け止めて」もらえれば良しとするということです。これはかなり重要です。

人が何か不幸なことを体験し、あるいは「良くない知らせ」を聞いた後の反応として、当然のことながら、すぐに受け止められることは多くありません。

例えば、がんの場合でも、２４１頁の図のような気持ちの推移をたどるとされていますが、その他の苦悩に関しても、それが和らぐには同様に一定の時間がかかるのです。

だから、苦悩者と接する側は、それを見越していかねばなりません。すぐに受け止められることなんてできないのを念頭に考え、動いてゆく必要があります。

『死ぬ瞬間』で死にゆく人たちの心の動きに初めて大きな光を当てたエリザベス・キューブラー・ロスの有名な五段階説でも、「否認」「怒り」「取引」「抑うつ」「受容」の各段階を経ることが示されています。

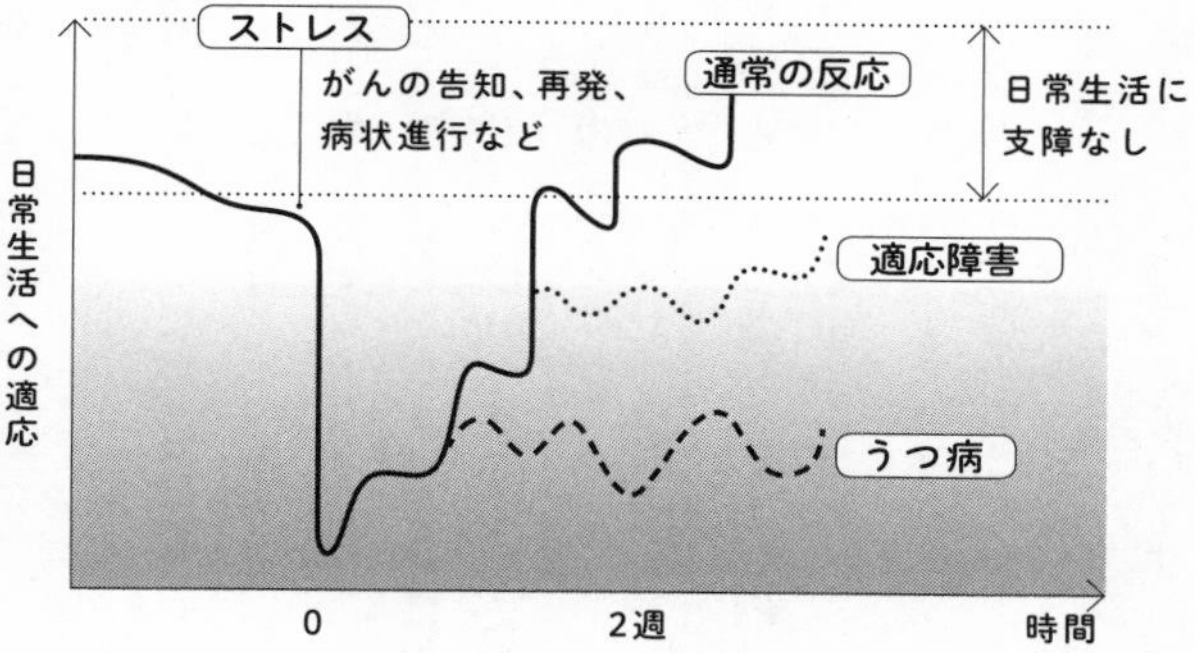

（国立がん研究センター
がん情報サービスより引用改変）

ストレスへの心の反応

ただ私は最近、「受容」の言葉はもう使うべきではないのではないかと感じています。また、人が重大な出来事をすべて、あるいは完全に、「受け容れること」を援助者が目的にしないということも重要だと思います。

「受容」という言葉、私はあまり好きではありません。

例えば病気を抱えてらっしゃる方のことを考えてみましょう。

「〇〇さんは病を受容しています」

本当でしょうか？　受容など、本当にできるのでしょうか？

もちろん病とともに生きている方はたくさんいらっしゃいます。病は、困ったパートナーでもあります。

しかし、付き合ってゆくしかない、ゆえにわが心を明るくしつつ「厄介な奴だな」と思いながらも、より良い方向へ考えて、ともに生きてゆくのです。

すべてを受容しているのではないと思います。

時に異物感を覚えながら、抱えて生きているのです。悪い情報もすべて受け入れているのではなく、そういう事実があるのだと受け「止めて」いるのです。

そしていつしか、「こいつのせいで自分の今があるのではないか」と思ったりすることもあるでしょう。

私はそれを「同化」だと思っています。生物学的な「同化」は、ある物質から別の身体にとって必要な物質を体内で合成することを意味します。これまでの「物語」の話と同じで、その「物語」をそのまま「受容」しているのではなく、「同化」し、より身体にとって必要なものに変えていっているのです。

受容という言葉のいけないところは、主に他人からの評価に用いられがちなところです。

「私はがんを受容しています」

そういうふうに表現された患者さんを私はみたことがありません。自分には使用しない言葉だと思います。

「私は失恋を受容しました」

「僕は親父の死を受容しました」

「私は離婚を受容しました」

「僕は子の親権が妻に移ったのを受容しています」

普通、言うでしょうか？　言わないと思います。受容は自分以外の人の、自分への評価で語られる言葉です。

そしてその言葉が「評価」だけではなく、「目的」として使われると、それはさらに押しつけがましく、また圧迫的な響きを帯びます。

「〇〇さんはがんを受容していない」

「××さんにホスピスに行くことを受容してもらうためにはどうしたら良いのでしょうか？」

「△△さんは病気への受容が悪い」

「□□さんは夫の状態悪化の受け容れがまったくできていない」

「緩和ケアとは治らない病気を受容してもらうことである」(念のためですが、当然間違いですよ)

などなど……。

けれども、そうやって使われる「受容」。そんなにしてもらうことが重要でしょうか?

人は必ず病気になり、必ず死にます。

それを皆が完全に「受容する」必要があるのでしょうか?

私はそうではないと思います。

完全に受容することなど誰もできないと思います。

誰にも、いくばくかの後悔は必ず残ります。けれどもそれを受け「止める」ことはできるでしょう。

そうだ、治らないんだ。

そうだ、死ぬんだ……。

……死にたくない。

……私はどうしたらいいんだ?

その葛藤や、煩悶の中に、時として新しい道が浮かび上がるのです。受け止めつつ、何が自分にとって最良なのか考え始めるのです。

私はそれを援助する側が無理やり「仕向ける」ものでは断じてないと思います。「受け止めることができるかもしれない、その助けに僅かでもなれることを願ってお支えする、お話をお聴きする」という表現が私の考えに近いです。

そういうわけで、私はすでにもう何年も「受容」という言葉をエリザベス・キューブラー・ロスの五段階説の説明の時くらいしか使用していません。少なくとも患者さんの「評価」やましてや「目標」として「受容」という言葉を使用することはこれからもないでしょう。「受け容れる」「受け入れる」という言葉も同様です。使用することはありません。

「受け止める」少なくとも私はその言葉のほうが実際の現象に近いと思いますし、これからもそちらを使っていきたいと思います。それにしても「受け止めてもらう」「受け止めさせる」などは使わないことでしょう。「受け止めてもらえればいいな（そのほうがきっとその方にとって楽になるでしょうから……）と願って援助をする」というあたりが、これからも使用するであろう表現です。

最近「受容していない」「受容してもらう」という言葉を医療現場でもしばしば聞きます。あまり使わないほうが良い表現です。どうか気をつけてもらいたいと願います。

失恋した時に、「あいつは失恋を受容していない」などと言われたくないですものね。失恋くらいなら良い（?）かもしれませんが、大切な方を亡くした人が「受容していない」など言われたくないと思います。自分がされて嫌なのに、案外人にはしてしまっていること……気をつけなくてはいけないと思います。

緩和ケアばかりではなく、広く医療現場において、医療現場だけではなく広く社会において、言葉は力であり、「言葉は治療」なのです。わずかな表現の違いで苦悩者は勇気づけられ、そしてどん底にも落とされます。だからこそ一見取るに足らないように見える言葉にも、隅々まで神経を張り巡らさなければいけません。そして逆にそうすることは、薬などをも凌駕《りょうが》する立派な「治療」となり得るのです。

受容させる、してもらうことは目標にならない。適応するにも当然時間がかかる。傾聴者である皆さんにはそのことをぜひとも覚えておいていただきたいと思います。

他人に使い自分に使わぬ言葉「受容」、使わずにいきたいものです。

いつまで聴き続けたらいいのかわからない時

さて、ここからは傾聴を「どこまでやるべきなのか」について説明します。皆さんにお伝えするのは撤退のポイントです。

まず傾聴にはすごい力があることはこれまで述べた通りです。

一方で、誰かの話を真剣に傾聴することは、それだけ多くの精神力も使いますし、当然体力も消費します。傾聴を仕事の内としている私も、全力で傾聴できる人数は一日では十人未満といったところでしょう。ましてや特別な訓練を受けていない方にとって、一人でも深く傾聴した後、どっと心身の疲労が押し寄せてくるのを感じるかもしれません（傾聴が終わった後は背伸びをして、深呼吸をし、リラックスをしてください）。

ですからいくつかのポイントがあります。これからそれを説明します。この内容も、困っている方と接する人すべてに役立つと思います。

①自分で頑張り過ぎない

この本を読んでくださっているような皆さんは、人を支えたいという気持ちがとりわけ強い素晴らしい方だと思います。ですから、むしろ気持ちが強く、頑張り過ぎてしまうかもしれません。

けれども一人の力には限界があります。私たち専門家も、弱っている方を支える時は、できるだけ必要なスタッフを集めて皆で支えるようにしています。一人の苦悩者を支えるというのはそれだけ大変だから、ということもありますし、三人寄れば文殊の知恵、で複数の人が関わることで様々な視点を通してその方が持っている問題が明らかになり、多様な解決策が見えてくるからでもあります。

ゆえに、**できるだけ周囲に支援を求めましょう**。また自分を支えてくれる人（第三者）を想定しておいて、できれば事前にその方に「これから○○さんのことを支えたいと思っているので、私のことをお願いします」とお伝えしておくのが良いでしょう。自分のことは意外にしっかり見えているようで見えていないことがあります。苦悩者を支える自分を冷静に見てくれる人の存在を確保することは重要でしょう。そうすればのめり込み過ぎて、あるいは入り込み過ぎて、苦悩者と一体化することを避けられるでしょうし、撤退のポイントも見定めやすくなると思います。

②かける時間と労力は事前に決めておく

苦悩者は藁《わら》にもすがる思いであることもしばしばです。聴いてくれる人がいれば、その方に全体重と全苦悩を預けてこられるかもしれません。しかし先述したように、それを一人の力で支えることはかなり難しいのです。

ありがちなのは、一度聴いたという責任感を強く持っている援助者に、苦悩者がどんどん体を預けてこられて、援助者が身動きできなくなってしまう、という事態です。具体的に言うと、何度も「○○さんに話を聴いてほしい」「○○さんでないとだめなんです」とある種依存のような関係を形成してしまうようになることです。

それを避けるには、「ここまではできる」「これ以上はできない」という線引きをはっきりしておくことです。それをせずに、何とか助けたいという気持ちだけで突っ走ると、いつかその重さに支え切れず、一気に手放す（突き放す。あるいは苦悩者を一転、攻撃する）という結果になり、逆に不義理なのです。

誰かを支えたいという方は、その義理堅さから、できるだけ話を聴いてあげたい、と思うものです。しかし誰しも24時間しかありませんし、誰かに割ける時間は定まっています。**際限なく誰かのために時間は割けませんし、依存を作ってしまってもその**

方のためにはなりません。

それを避けるために、「今日は1時間聴こう」「3回聴いて、苦しさが全然変わらないようだったら、次は○○さんに助けを求めよう」などと自分の中でラインを設定し、またそれを上手に苦悩者にも伝えることです。例えば「今日は1時間聴けるね」（1時間しか無理ですよ、ではなく、これも上手に伝えることです）、「何回か聴いても気持ちが晴れなかったら、専門の人に相談してみるようにしましょうか」などです。

もちろん、そのお伝えしたラインを越える時は、「すみません、今日は時間なので、また今度にしますね」と伝えて、傾聴を終わらせます。一見不義理に見えるかもしれませんが、援助者が抱えきれなくなってしまって投げ出してしまったら結局その方は救われません。バランス良く考えてゆく必要があります。

また余命があと1～2か月と限られているような方はともかく、通常の苦悩者の場合において、できるだけ相手のお話を否定せず聴くことは重要ですが、明らかに問題である行動や、反社会的な言動などにははっきり「それが良くないことであること」を伝えても良いでしょう。

例えば、仕事をずる休みしてしまうようになったりする時には「それは止めたほうが良いと私は思います」とお伝えしたり、援助者の存在に甘えて「お前になんか俺の気持ちはわからないんだ！」と強い言葉でおっしゃるような時には「わかりたいと私は思っています。けれどもあまりにそういう状況だと、私もうお話をすることができません」と穏やかにお伝えしたり、などがその対応となるでしょう。

基本的には**「あなた」を主語ではなく、「私」を主語にして、私はこう思う、ということを伝えたほうが相手を刺激することは少ない**とされています。「私は、それを聴いて残念だ」「私は、このような形だとお支えすることができない」と私を主語にして伝えることです。

③苦悩者の中に、一定数以上潜む「うつ」を見逃さない

見出し通りです。しかしこの本を読んでくださっている方は、ほとんどが精神科医の方ではないでしょうから、どうやって判断するの？　と思うかもしれません（医者でも精神科医や心療内科医でなければ、なかなかうつとわからないこともあるくらいです）。

うつを発見するには、もちろん「一日中気持ちが落ち込んでいたりしませんか?」「今まで好きだったことが楽しめなくなったりはしていませんか?」という、うつの可能性を抽出する質問があったり、うつ病の診断基準の利用などもあるのですが、それよりは傾聴者が観察して、何度か話を聴いてもまったく苦悩の程度が変わらないばかりかむしろどんどん増える場合や、行動レベルでの異常が目立ってきている場合などは、やはり精神科医等の専門家を受診してもらうことが重要でしょう。

と言いますのは、「うつ病」という状態になると、周囲がどれだけ傾聴したとしても、それだけで良くなるのは難しいからです。やはり「抗うつ薬」といった治療薬が必要になることも多いです。

もちろんうつになる前の段階では、国際医療福祉大学三田病院精神科の平島奈津子先生がうつの原因となり得るストレスの解消法として、

「人に話を聞いてもらうのは一つの方法。米国の女性を対象にした研究では、かかりつけの精神科医を持っている人より、話を聞いてくれる女友達を持っている人の方がうつになりにくい、という結果が出ています」(『日経ヘルス』2013年2月3日)

とおっしゃっているように、非専門家でも(むしろしばしばそのほうが)良き傾聴

者であることはできるのです。

ただ一度、「うつ病」となってしまうと、傾聴だけでは難しいです。ゆえに度を越した苦悩者の場合、専門家の助けを借りることを念頭に関わるべきです。うつ病は自殺の原因の相当な部分を占めているといわれます。見逃すと悲しい結末に至ることがありますから、十分な注意が必要です。援助者が了解不能な、合理的な理由がなく、また突き動かされるような衝動めいた「死にたい」という訴えがくり返されるような時は、もちろん注意しなければいけません。一刻も早く専門家に診てもらうべきでしょう。

④苦悩者が「パーソナリティ障害」の方の場合は深追いをしない

パーソナリティ障害とは、極端な思考・行動のかたよりがあるために社会への適応が困難になっている状態のことをいいます。パーソナリティ障害には様々な種類があり、例えば境界性パーソナリティ障害の場合は不安定な対人関係（ある人を理想化したりこき下ろしたりが顕著に移行する）や感情の調節困難、衝動的行動、強い不安などの症状を来します。

ただ、これも一般の方には眼前の苦悩者が「パーソナリティ障害」かどうかを判断するのは難しいと思います。精神系の医療者でなければ、医師でも判断は難しいものです。

しかし、自分の中の設定ラインをやはり遵守することで、通常の苦悩なのか、うつやパーソナリティ障害の苦悩なのかの見分けはつくかもしれません。つまり設定ラインを相手がどんどん越えてくる、あるいは自身が思っているレベルをはるかに上回る苦悩が絶えることとなく出てくるような場合は、やはり専門家（精神科医など）の助力を求めるべきでしょう。通常の苦悩者は、この本で述べているような傾聴を行うことで、少しずつ自らの力を取り戻すはずです。しかし傾聴をすればするほど相手の苦悩がどんどん深くなる、というのは、その方の苦悩が通常の次元のものではないことを示しています。うつ病やパーソナリティ障害の場合の訴えは、そのような場合も少なくないですから、それで見分ける、というのは一つの方法です。

パーソナリティ障害の一部の方は、最初はとても感謝して身体をどさっと預けてきますが、後にAという人にはBとCと援助者の、Bという人にはAとCと援助者の、Cという人にはAとBと援助者の、援助者である皆さんにはAとBとCの悪口を言っていることがわかったり（おかげでパーソナリティ障害の方の関わる集団は時にぐちゃぐちゃになってしまいます）、あるいは援助者が自分の思うようにならないとなると評価が一変し、AとBとCに援助者の実際には起こっていない内容の「ひどい」対応を触れまわったり、非常に対応に難渋します。苦悩者の中にも一定の頻度でこういう方がいるでしょうし、職場の中にも同じように一定の頻度でこういう方がいることが多いですから、私も何度か打撃をこうむっています。「おかしい」と思ったら、まずは専門家に相談し、距離を置くしかありません。失敗すると援助者自身の人間関係を壊されてしまうからです。

以上のような4つのポイントに留意すれば、上手に撤退できると思います。くれぐれも無理はし過ぎないことです。参考になれば幸いです。

大切な人を亡くした方と接する時

山崎豊子さんの『沈まぬ太陽』（新潮社）に、520人の犠牲者を出した航空機事故で息子夫婦とお孫さんを亡くし、天涯孤独の身となった60代の男性が登場します。彼も先述の「同行二人《どうぎょうににん》」を口にしてお遍路に出ます。その背中を見送った航空会社遺族係の主人公・恩地は「補償金を以てしても、訴訟を以てしても、償えるものではなく、自らが死者の霊に近づき、弔い慰めるほかない遺族がいることを悟」ります。そして同作の映画の終幕で、恩地は彼に手紙を送るのです。「私は今も絶望の淵に立つあなたに語れるどんな言葉もありません。私が今まで経験したすべての理不尽でひどい時間を百万倍にしたところであなたの絶望には決して届かない」と。

神仏ならぬ私たち生身の人間には「同行二人」になるのも易しいことではないでしょう。ただ、彼らの「絶望には決して届かない」ことを自覚して接するだけでも、それを意識しないで接するよりも言動に配慮が出るものです。

実はそうやって配慮すると、何も言葉が出てきません。簡単に言葉が出せなくなります。

そう、出なくても良いのです。

むしろ安易な慰めの言葉を、沈黙の葛藤に負けて紡いでしまうと、「ああ、この人にはわかってもらえないのだ……」という絶望感や溝を深めてしまうだけかもしれません。

慰めの言葉より何より、まずは相手の大切な人を亡くした物語を聴くべきですが、しかしそれすら難しい時期もしばらくはあると思います。「お身体には十分注意してくださいね」「いつでも話は聴きますから、落ち着いた時にふとそんな気持ちがあったら声をかけてね」と、相手への強すぎない気遣いに留めてお伝えするのが一番でしょう。

しばらくは、その方がゆっくり己の悲しみと向き合う時間を設けるように心がけ、折に触れ、様子を見ながら、日常の話を中心に連絡し、「話したい時」を待つのが重要でしょう。

いざお話ししてくださるようだったら、これまでの経緯や物語を、自由にお話しくださるように促すのが良いと思います。不思議と、大切な人を亡くされた場面から始まることは少ないです。思考は逆行性ではないのかもしれません。

あの人と出会った時、あの人が生まれた時、あの人に不幸な出来事が降りかかった時……。

そんな〃初めて〃の時から順行性に物語は綴られます。もちろん知っていることもあると思います。けれども時間の許すかぎりにおいては、「もう聞いたことがあるよ」とは言わずに、さえぎらないで聴いてみてください。そうやって死の場面まで物語が進んだ時に、もしかすると何らかの新しい萌芽が生まれるかもしれませんし、まだその時は遠いかもしれません。ただそれに一定の効果があることはこれまで述べてきた通りです。

注意すべきことは、「慎重に口にしなければいけない言葉」を安易に口走らないことです。

「あなたには、まだご主人がおられるから」

「大丈夫、きっとうまくいきますよ」

などと気休めの言葉を吐いてはいけない（J・W・ウォーデン『悲嘆カウンセリング』誠信書房）ですし、

「頑張ろう！」

「泣いてはだめ！」

「早く元気になってね！」

「私にはあなたの苦しみがよく理解できる」

「あなただけじゃない」

「もう立ち直れた？」

「時がすべてを癒すから大丈夫！」
「（突然の死だったので）長い間苦しまなくてよかったね」

などという言葉は死別体験者とのコミュニケーションを妨げる（アルフォンス・デーケン、柳田邦男『「突然の死」とグリーフケア』春秋社）とされています。

また私自身の経験でも、**ご遺族の時間軸はそうではない人間のそれとまったく異なっている**と感じます。例えば「四十九日が過ぎたのだから」「一年〝も〟経ったのだから」というような言葉も容易に彼らを傷つけるので注意が必要です。ご遺族には、他の者と異なった時間が流れていると考えて接するべきでしょう。

さらにご遺族からの、現実感の希薄化、あるいは「忘れたい」「しかし忘れられない」（忘れたいと願えば願うほど、忘れられない）、さらに大切な存在を救えなかった自分への無力感・罪悪感の訴えはよく聞かれるものでもあります。ゆえに「現実を見なければいけません」あるいは「もう忘れてしまえばいいじゃない」などの促しも不適当です。大切な人を亡くされた方は、もう十分に現実に直面しています。考えたくないと思えば思うほど、考え、忘れようと思えば思うほど、忘れられないものなのだと思います。だから自らの言葉で紡いでいただくことはあっても、援助者のほうからの強い言葉でいたずらに直面化させたり、あるいは現実から遠ざけさせようとしたりしないのが良いでしょう。そして、「時が経てばきっと良くなる」という励ましではなく、「つらいね」「少しでも楽になると良いね」「いつでも私たちはそばにいるからね」と気持ちを支える言葉がもっともふさわしいのではないかと思います。

アメリカの心理学者のウォーデンは〝喪の課題〟として、大切な人を亡くされた方の4つの課題を挙げています。喪失の現実を受け容れること、悲嘆の痛みを消化していくこと、故人のいない世界に適応すること、新たな人生を歩み始める途上において故人との永続的なつながりを見出すことの4つです。

もちろん大切な人を亡くされた方の長く続く悲しみを、専門的技術を用いてケアする専門家に委ねることも重要だと思います。また同じ立場の方が集まってお互いをケアする遺族会というものもあり、インターネットで探せば参加可能なものがいくつか見つかるはずです。

しかし、時間をかけて、悲しみを消化し、新しい物語を再構築するという作業が、大切な人を亡くされた方の心をも和らげるのは、これまでみてきた傾聴の力の例外ではありません。正しい傾聴を行えば、どんな方でも、大切な人を亡くされた方の苦しみや悲しみを和らげる支えになることはできると思います。どうか言葉が出ないことを恐れずにことにあたってほしいと願います。傾聴の中に沈黙が含まれるのはこれまで述べて来た通りです。沈黙も大きな力を持っています。言葉が出ないことも、大切な人を亡くされた方の支えになり得ます。

そして「私は今も絶望の淵に立つあなたに語れるどんな言葉もありません。私が今まで経験した全ての理不尽でひどい時間を百万倍にしたところであなたの絶望にはけっして届かない」と思うことこそが、支えの第一歩なのですから、できることは誰にも必ずあるのです。

50代、進行がんの男性との会話から

私たちと、ある若手看護師が、50代男性の進行がん患者であるXさんを支えようとした会話録を見ながら、この章の振り返りと締めにしたいと思います。

Xさん「どうも気持ちが晴れません。もやもやとします。明日も役所の人が来るんですが……。何か自分の外で物事がどんどん進んでいく気がして……。明日役所の人と会わなくちゃだめですか？　元々役所ってのは無機質であまり好きではないんです」

●問題は役所ではないことは明白だと思います。「何か自分の外で物事がどんどん進んでいく気がして」が問題なのです。

私「まだ病気のお話を聞いてからそれほど日にちも経っていないですからいろいろとお考えになるのは当然だと思いますよ。これからのこともゆっくりと決めてゆけば良いですし、主治医の先生方も今すぐにそれを考えなさいということはおっしゃっていません。じっくりやっていけば良いと思います。もちろんお役所等の手続きは時間がかかりますから一度お話を聞いておくのは良いと思います」

●「支持的態度の関わり」です。焦る必要はないということと、けれども今後のためにしておくと良い作業はしたほうが良いことを伝えています。

Xさん「そうなんですね。……先生、僕はどうしたらいいんでしょうか？」

私「そうですね……（少々沈黙）……Xさんはどうしたらいいと思いますか？」

●「沈黙」と「反復」です。

Xさん「……そうですね。実はそう言われてもどうしたらいいのかわからないんです」

私「どうしたらいいのかわからない、というのも立派な答えですよ。時間が経って、じっくり考えて、どうしたらいいのか、というのが見えてくると良いですね」

●「支持的態度」です。再度焦る必要はないということを伝えています。

Xさん「それは僕もそう思います。精神科のZ先生もそういう話をよく聞いてくれるから嬉しいんです。今はどうしたらいいかわからないから……。病気について厳しい話を聞いて、そのショックからもなかなか立ち直れなくて……。もう放射線治療しかできない、もうやれることはないというように受け取ったものですから……。放射線治療とはそういうものですよね？」

私「Xさんの腫瘍は放射線治療が他の腫瘍と比べると反応はしやすいのではないでしょうか。だから放射線治療以外できない、というよりは、それが有効な治療だから行っている、やれることはやっていると捉えて良いと思います。今はゆっくりと今後の事を考えてゆく……という形が一番良いのではないでしょうか？」

Xさん「それだと助かります。今は病院だと安心するんです。色々な不安が渦巻いていていて今は一人だとおかしくなりそうです」

●さて、ここで質問です。皆さんはこの患者さんと関わっている看護師だとします。どのように「今後の話」を進めてゆけば良いでしょうか？

答えはわかりましたか？　そう、「進めない」という方法があるのです。明らかにXさんは焦ってしまっています。実は厳しい病状を伝えられてまだ一週間くらいなのです。こうやって話してくると、彼が早く今後のことを決めなくてはいけないと感じている一方で、気持ちがついていかず、先のことが不安だと思っていることが明確です。ゆえに援助者は、あまり今後のことを「進めない」で（今はひと息おいて）しばらく待つという対応が必要でしょう。

若手看護師との会話録です。

Xさん「なんか……、もう見捨てられた気がして。TVをみていると、もうやれることがないから緩和なんでしょう?」

若手看護師（以下、看）「緩和ケアは手の施しようがない人が対象ではありません。つらいというところがある人全員に適応なので、それは違うんですよ。あまりうまく説明できませんが」

Xさん「いろんな人が来て、いろいろと話をして疲れました。もうその時が来たんだなって思って……。もうどうせ、遅かれ早かれ、死ぬんだからって思います。最近は朝起こしてもらったときに、あー今日も生きてたって思います。ころっと死ねたら良いのに。……もういいですよ。僕は独り身でしょ。この世の中に必要のない人間なんですから、いつ死んでもいいんです」

●さて、ここで質問です。皆さんはこの患者さんと関わっている看護師だとします。この問いにどう答えますか？

「いつ死んでもいいんです」に対して……

①「今日、明日には死なないので大丈夫ですよ」

②「そのことについてもう少し詳しく聞かせてもらえますか」

③「私たちがそばにいるから、悲しいこと言わないでください」

④「外出でもして気分転換されてはいかがでしょうか」

⑤「そんなふうに考えないで、ぜひ長生きしてください」

もう、おわかりですよね？

ポイントは（沈黙、反復などを行ったのち）「なぜか？」と聴いてみる習慣をつける、ということです。答えにくい質問や嘆きを受けた時に、すぐに否定や話題転換しないことが重要です。その心の叫びのおおもとを探すことです。くれぐれも「なぜ？」と問う時に詰問調や叱責の響きにならないよう、「非・準言語的メッセージ」にも気をつけてください。

正解は、②ですよね。
続きです。

完全正答がないという好例ですが、若手看護師はとても興味深い切り返しをしました。

看「私も世の中に必要のない人間です。看護師は代わりにいっぱいいるんです。でも私はXさんがいなくなったら寂しいですよ」
Xさん「ありがとう」

●「非定型的返答」ですが、Xさんには「共感」と取ってもらえたようです。彼女の「非・準言語的メッセージ」が彼を支えたいということを言葉以上に表現していたからということもあるのでしょう。

看「私たちはXさんが少しでも、精神的にも身体的にも楽になってほしいと思っています。先生たちの中でも専門があって、A科はもちろんAが専門ですし、精神科の先生は精神が専門です。専門の先生に診てもらうことで、今より良くしたいと思っているんです」

●「個人的支援」（苦悩者の支えになろうという思いを伝える）がはっきり示されています。

看「Xさんは良くはなりたくないですか？」
Xさん「良くなりたいです」
看「あとどれくらい生きたいとかはありますか？」
Xさん「おふくろを看取るまでは生きたいです」

●本当は「良くなりたいですか？」「良くなったら一番の希望はなんですか？」と聴くとより良いところですが、良好な関係が構築されているのでどんどん鍵となる言葉が出てきています。

看「Xさんは本当にやさしいですね。Xさんもつらい状況なのにそれでもお母さんのことを考えられるってすごいことだと思いますよ」

● 「尊重」（苦悩者の対応を尊重していると伝える）です。また「物語」の端緒についています。実は彼の母は育ての母だったのですが、その恩があるため、最後まで世話をしっかりしたいという思いがあったのでした。だから頑張りたいのです。

Xさん「ありがとう」

看「いろんな人が来ることはつらいですか？」

Xさん「つらいです。整理できないです……」

看「いろんな人が来ていろいろ言われて、Xさん自身がいろいろと考えて考えがまとまらなくて混乱してるんですね」

●反復と、明確化をしています。

Xさん「そうです」

この看護師さんはまだ20代前半です。20代でもこのように十分に50代の患者さんの話を聴けるのが「傾聴の技術」です。決して年齢ではありません。

若手看護師さんは、今後のことを話すことをひとまず置いて、彼の思いを聴くことをしています。そして的確に傾聴の技術を用いて、彼を十分に支えています。

人生経験や知識の差があっても、苦悩者が相手の場合は、適切な技術を使用することでしっかり支えることができるのです。経験豊富な年長者を「導く」ということは容易ではありません。そう、導く必要などないのです、傾聴の正しい技術を用いて、苦悩者自身に様々なことに気がついてもらえれば、問題解決に自ずと向かうのです。相手の力を利用して、大きな力を生み出す。「柔道」もそうだと聞いたことがありますが、「傾聴」もまさにそれなのです。

強制や無理強いや、誰かを変えるんだという強すぎる気持ちは北風の蛮勇です。障害を遠ざけ不安を解消すれば自ずと進むという太陽の勇気が本物であり、そのための傾聴の技術であり「技・体」なのです。

終章

物語の力を知る

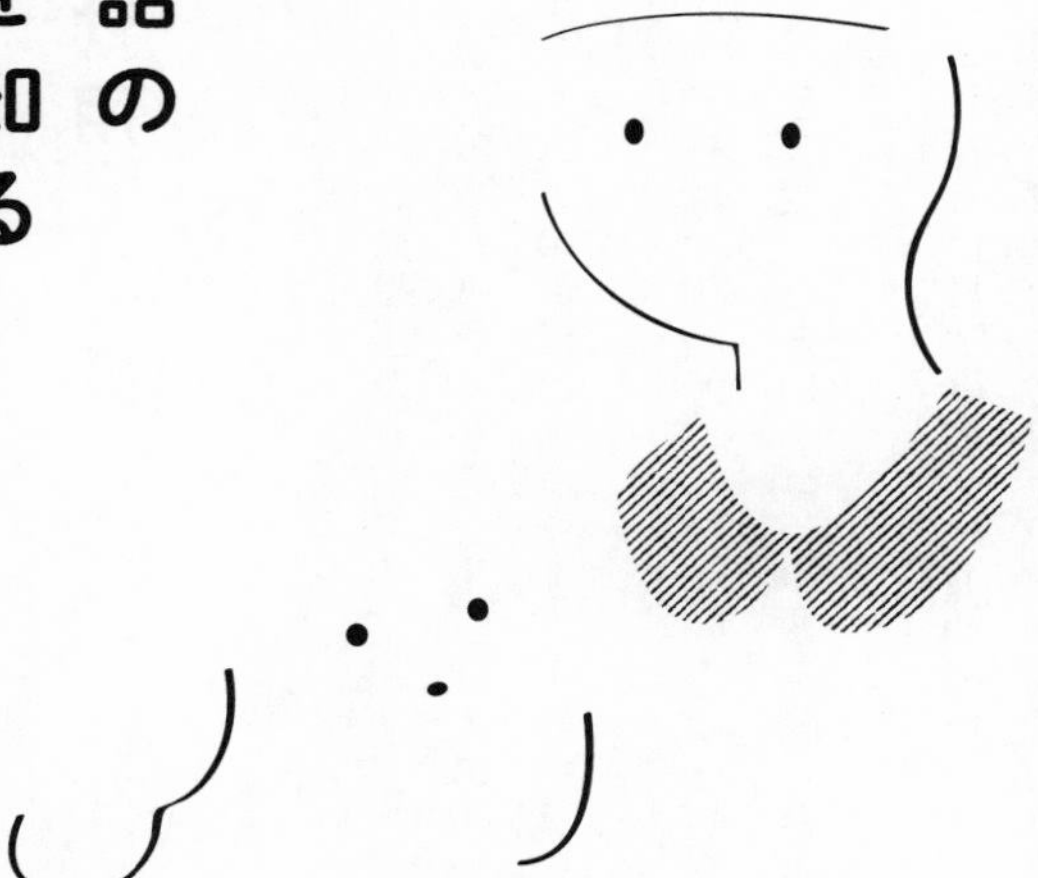

物語の最大効用

世の中には様々な対立があります。それは当たり前です。世の中を認識する装置（脳）が人の数だけあるからです。ゆえに、ある事象Aを見たとしても、それをどう解釈するかは人の数だけあります。そしてその解釈には「背景」が存在します。

例えば、アメリカの無人機がパキスタンのトライバルエリア（パキスタン北西の紛争地域）でタリバンの戦闘員7人を爆殺したというニュースを聞いたとします。

A：26歳男性　アメリカに生まれ育ち、日曜は教会に通っていた。父は軍人。アメリカは世界で正義を守るため、自国の貴重な人的資源のほか、資力を費やして頑張っているのだと教育されて育つ。歴史を見るに、アメリカは何度も民主主義を守るため、戦ってきている。

B：18歳男性　パキスタンに生まれ育つ。幼少期よりモスクでコーランを学ぶ。アメリカの無人機によって、以前叔父と妹を亡くしている。彼らはタリバンの戦闘員でも何でもなかった。

C：24歳女性　日本に生まれ育つ。日本の平均的家庭に生まれ育つ。たまに神社に行く。父親はサラリーマンでゴルフが大好き。結婚難民などという話を聞くようになり、今付き合っている彼と早く結婚したいと思っている。

さて、A〜Cは「タリバンの戦闘員の爆殺」のニュースにどう反応するでしょうか？

「背景」、そして彼・彼女の人生の物語が右のように見えれば、想像はつくはずです。タリバンの戦闘員7人が死んでも、「背景」「物語」によって、解釈や感情はまったく異なることが予想されると思います。

特にAとBの解釈は正反対を向くと予想されます。しかし、それぞれが自らの「信念」を元に果てしない争いを続けているのが、今の世界です。そして、それが新しい犠牲を生み、憎しみの連鎖を起こし、排他的「信念」（物語が一つだと信ずること）を強化してゆくのです。

もし、それぞれが互いの「物語」に耳を傾けたらどうでしょうか？

どんな人も、必ず各々の「物語」を持っています。人の物語を理解するのは、特にその成り立ちがはなはだしく異なっている場合、決して楽ではありませんし、さらには先入観を抱いているカテゴリーの人たちの言葉はそもそもニュートラルな心で聴けない、という人も少なくないような気がします。例えば、AとBは物理的（環境、言語等）にも心理的にも、お互いの物語を聴くのが、そもそも難しいでしょう。

けれども、AがBの物語を聴いてそれを受け止めることができたらどうでしょうか？　あるいはBがAのそれを受け止められたら……？

そうすれば、「なぜそれが起きているのか？」「苦の原因は何か？」それが理解されることと思います。AもBも悩んでいます。AもBも、現状には不満や悲しみを抱いています。それが理解されるのです。

そこからの解決は、決して簡単ではありません。けれども**物語を共有することで、対立を著しくエスカレートさせることは避けられるのではないか**と思います。先述した例の、イスラム教徒とユダヤ教徒がお互いの「物語」を語る……などはその典型的試みでしょう。

お互いの物語の対立

これは日常の諸対立も同じです。

例えば、私の周囲によくみられる対立の一つを、ごく簡単に例を取って挙げましょう。

D医師（ある内科医）

「命を救うために医者になった。昔から、困難な病気をしっかり診断し、治す医者に憧れを抱いてきた。特に父は『簡単に諦めるな』というのが口癖の、百戦錬磨の外科医だった。自分も朝から晩まで仕事をし、患者の苦悩を一番知っているのは自分だという自負がある。自分の家族に割く時間がないことを申し訳ないと思いながらも、医師である自分は病気を治し、人を救うのが仕事だから、わかってもらいたいと思っている。簡単に治療を諦めるような医療者は認められない。どんな時でも治療をしてあげるのが大切だと感じている」

E医師（ある緩和医療医）

「命を救うために医者になった。けれども苦悩する方たちを見て、世の中には治らない病気もたくさんあることを知った。自分も病弱で、病者の苦悩は健康人より感じて育ってきた。そしてその病者の苦悩が、時に汲み取られることなく、彼らが最後の時間を過ごしていることを悲しく思ってきた。病気を治す治療もとても大切だが、それと同時にその方の苦痛が増す処置はできるだけ避けてゆくことが大切だと感じている。常時20人以上の併診患者を拝見し、責任感を主治医と同じくらい感じている」

さて、そんなD医師が、34歳男性末期がん（推定余命週単位。回復可能性は残念ながら、ほぼない）の診療をしているとします。意見を求めれば、

D医師「まだ治療すべき。ここで引いてはいけない。諦めるべきではない。最後ま

で治療すべきで、止めたら命が縮む」

E医師「残り時間が最良のものになるような医療が大切。苦痛が増すなら治療中断が結果的には余命も延長し得る」

となり、お互いの物語や背景を理解しなければ、話し合いは平行線をたどるだけでしょう。

お互いの物語や背景を知っても、それが著しく違えば共感することは難しいかもしれません。けれども、その対立構造の原因を物語を通して知ることができれば、少なくとも自らのほうのいらだちや怒りは多少軽減するはずです。

交渉事はしばしば、世界の数々の国々の方が得意にしているように、「大きな要求から出し」、妥協案を認めさせる、という「私の要求を知れ」パターンですが、日常における多くの場面においてそのような「私の要求を知れ」パターンはお互いのそれのエスカレートを招くだけです（なお、あまりこのような交渉をしない日本人をその点では私は素晴らしいと思います。「私の要求を知れ」が当たり前になってしまっているような、駆け引きの常套化は、世界平和のうえで望ましくないとさえ思います。これこそ「皆がやっているから」式ではないでしょうか）。「物語」を交換し、それぞれの背景を理解し、それを通して高次の解決が導けるように努力すべきです。これは簡単なことではありません。排他的「信念」(物語がたった一つだと信ずること)が確立している人、集団はとても多いからです。物語はどんな時でも多様性があり、それが背景となり、それぞれの今と、それぞれの言動が立ち現れてくることを、一人ひとりが理解していかねばなりません。

お互いに物語があるのを認めることで、世界中のあらゆる争い事から日常の揉め事まで、根本解決は難しくとも、ひりひりと皮膚が焼けつくような、あるいは身を焦がすような憎しみの対立を、時間をかけて緩和することができるのではないかと思います。

世の中が忙しくなり、情報が洪水のように流れる中で、またテレビでのお笑いやコメントにも即反応する瞬発力が求められる世界の中で、私たちはゆっくりと誰かの話を聴く、物語を交換し合う、その結果として理解の端緒につく……という作業や、すぐに相手を理解した気になって解釈・批判したりしないという基本を忘れてきてしまっているのではないかとも感じます。聞いてはいるけれども、聴けてはいない。だからこそ、深いところまで理解し合える機会は必ずしも多いわけではなく、コミュニケーションの量は多くなっても、孤独感を払拭《ふっしょく》できないのではないでしょうか。「物語」を時間をかけて理解していくという姿勢がこれからの社会、これからの世界にますます必要となってゆくのではないかと思うのです。

人と時代は、新しい物語を求める

物語はかつて様々に使われてきました。

例えばキリスト教も、昔から、難しい聖書を理解する人は少なかったです。だからこそ、宗教絵画に何度も描かれるような、天地創造、受胎告知、最後の晩餐などの物語がその布教に役立ったのです。三位一体より、人の物語が一般民の心を捉えてきたと言えるのではないでしょうか。

今でも同じです。

誰か新しい人気者が出現すると、必ずその方の物語がつまびらかになります。その方の物語を知ることで、人は理解を深めるのです。

『チーム・バチスタの栄光』（宝島社）などの多数の著作がある医師の海堂尊先生も、Ａｉを普及させたいとの思いが、物語の創造につながっていったと聞きます。

「私は病理医で、Ａｉ（死亡時画像病理診断）の普及を目指して活動を続けてきたのですが、限界を感じていた頃、たまたま読んだミステリー小説の中で、殺人なのか事故死なのか判らないという事件がありました。そのとき、Ａｉがあれば死因が究明できるだろう、物語の形でＡｉを知ってもらうこともできるのでは、と思いついたのです」

とインタビューで答えておられます。

物語を通して、私たちは様々なことを理解することができます。

例えば平安時代の『源氏物語』。この物語を通して、私たちは平安時代の風俗を知ることができ、平安時代に思いをはせることができ、平安時代の人の気持ちに（少しは）なれることもできるのです。そして、１０００年前と現代と、人の苦悩に変わりがないことも知ることができるのです。

私は東日本大震災の被災地の、茶話会の支援をさせていただきましたが、そこで語られたのも、「その日」の生々しい（という言葉では到底言い尽くせないですが）物語と、人間関係を続けてゆく中で拝聴する機会をいただいた「彼女らがそこに生き続けてきた人生の物語」でありました。それを語ってくれた時、彼女らの顔は生命力で溢れていました。そこで生きる者の強さを感じました。その土台になっているのが、数十年をそこで生きてきた者、海と生きてきた者たちの物語だったのです。

私たちは物語を求めています。

そして時代はいつでも、新しい物語を求めているのです。

それを人間理解のために使うべき、というのが私の提案です。

高校時代、私の恩師の国語教師は、物語には必ず「Aから始まりA'という変化をする」という構図が存在する、と教えてくれました。物語の当初の問題が、何らかの解決を迎えてA→A'となるのです。ともすれば、物語自体にも「変化」の構造があるのです。中にはカオスとなって終わる物語もアンハッピーな終わり方をする物語もあります。けれども、これを「できるだけ良い方向へ捉え直した」物語に仕上げることで、自分自身の、あるいは苦悩者の苦しみは緩和され、そしてまたお互いを理解する時に、この「物語」はこれまで世界で多く寄与してきたように役立つのです。

それぞれの国、それぞれの文化、それぞれの宗教、それぞれの家族、それぞれの一人。

それぞれに物語があります。そして一人ひとりの物語は、他の誰にもない、その人だけの物語なのです。その一回性、そのかけがえのなさを思う時、人は自らの物語を今一度違った視点から見つめ、愛おしく抱きしめることができるでしょう。そして明日への大きな糧となるに違いありません。

自分を許す

立川亜美さんという方がいらっしゃいました。

元大手企業の社員からラジオパーソナリティになった経験を生かし、ラジオパーソナリティ中心のプロダクションを立ち上げ、ラジオパーソナリティ・ＤＪのインストラクター兼マネージャーとして、プロの喋り手を５００名以上育てた方です。ＤＪたちのお姉さんであり、お母さんのような存在でした。

私の活動も応援してくださって、番組にも何回も呼んでくださいました。「後悔しないように生きないとね」といつでも本当に素敵な笑顔でおっしゃっていました。

その彼女が、２０１２年急逝しました。私は言葉がありませんでした。

仕事柄、誰にでも明日は約束されていないことは嫌というほどわかっています。それでも、思いを共有させていただいた方を失うのはつらいものです。

彼女のお別れ会で、彼女が愛した曲として流れた曲は、私も大好きなあの曲でした。中島みゆきさんの『誕生』です。

この歌詞は、私が思う最強の物語の一つです。

そう、思い出してください。皆さんが生まれた日のことを。

誰でも言われたはずです。生まれてきてくれてありがとう、と。思い出せないだけなのです。

「いや、私は親から愛されたことはない」とおっしゃる方もいるかもしれません。「誰からも愛されたことはない」とおっしゃる方もいるかもしれない。けれどもお産に付き添った者たちは、祝福したはずです。「ウエルカム」と。「いらっしゃい」と。通りすがりの人も笑顔になったはずです。「ようこそ、この世界へ」と。

そんな物語を、耳をすまして思い出して、と言います。

もしそんな物語を思い出せないのならば、「私があなたに言う」と言います。「生まれてくれてウエルカム」と。新しい物語がそこに生まれるかもしれないからです、「生まれてくれてウエルカム」という物語が。

立川さんの物語も、たくさんの方と織り成した素敵な物語でした。そしてその織り糸による新しい物語も、日々紡がれてゆくのです。

どんな人生にも、物語はあります。

どんな人生の物語も貴重なものです。

どんな人生にも、価値が眠っています。

皆さんにも、皆さんの物語があり、価値があります。

それを見つけた時、人は人生の意味に包まれていることを感じながら、死すら「物語」の素敵な完結として、綴ってゆくことができるのでしょう。

死は不幸ではありません。死は物語の終章であり、「完結」です。

物語を綴り、紡ぎ、誰かと分かち合うことで、一人でも多くの方が苦悩を軽くし、幸せな人生を送ってほしいと願いながら筆を置こうと思います。

ありがとうございました。

誕生

歌／作詞／作曲：中島みゆき

ひとりでも私は生きられるけど
でもだれかとならば人生ははるかに違う
強気で強気で生きてる人ほど
些細な寂しさでつまづくものよ
呼んでも呼んでも　とどかぬ恋でも
むなしい恋なんて　ある筈がないと言ってよ
待っても待っても　戻らぬ恋でも
無駄な月日なんてないと言ってよ

めぐり来る季節をかぞえながら
めぐり逢う命をかぞえながら
畏《おそ》れながら憎みながら　いつか愛を知ってゆく
泣きながら生まれる子供のように
もいちど生きるため泣いて来たのね

Remember　生まれた時　だれでも言われた筈
耳をすまして思い出して　最初に聞いた　Welcome
Remember　生まれたこと
Remember　出逢ったこと
Remember　一緒に生きてたこと
そして覚えていること

ふりかえるひまもなく時は流れて
帰りたい場所がまたひとつずつ消えてゆく
すがりたいだれかを失うたびに
だれかを守りたい私になるの

わかれゆく季節をかぞえながら
わかれゆく命をかぞえながら
祈りながら嘆きながら　とうに愛を知っている
忘れない言葉はだれでもひとつ
たとえサヨナラでも愛してる意味

Remember　生まれた時　だれでも言われた筈
耳をすまして思い出して　最初に聞いた　Welcome
Remember　けれど　もしも思い出せないなら

私いつでもあなたに言う
生まれてくれて　Welcome

Remember　生まれたこと
Remember　出逢ったこと
Remember　一緒に生きてたこと

そして覚えていること

おわりに

どんなに世界が変わっても、人が苦しむことには変わりがないのではないでしょうか。

千差万別の人生があり、それぞれの人生において、私たちはそれぞれの物語を生きます。

そしてまた眼前の苦悩する方にも、自分と同様な物語があり、それを背景とした今があるのです。

私たちはこれから老いと死の世界へ向かってゆきます。そこにはたくさんの苦悩者が存在することでしょう。

けれども本書で余すところなくお伝えしてきたように、人は必ず苦悩する誰かにできることがあります。苦悩する方を支える方法もありますし、できることは必ずあります。

私はこの「傾聴力」でその基盤にある物語を認め合い、背景をつかもうとすることは世界を救うと思っています。それは真につながるために必要な技術、必要な心なのです。

一人でも多く、この「傾聴力」の使い手が育ち、苦悩する方々を救う大きな潮流となっていけばこれ以上の喜びはありません。比叡山に「一隅を照らそう」という石柱が立っているように、一人ひとりの行動が変わることが、一人ひとりが一隅を照らすことが、世界を広く照らしてゆくことにつながるのです。

私が1000人以上の終末期の方と関わって実感してきたのは、環境と人が揃えば、自ずと彼らが何かを見つけられる、ということでした。彼らは私を通してご自身と真剣に向き合っています。苦悩者はご自身が紡がれた言葉で自らの思いを確認し、また援助者との言葉のキャッチボールを通して、より深く自らの心を見つめ、見つけてゆく作業をされていると感じます。

楽しいだけの人生はないでしょうし、悲しいだけの人生もないでしょう。だから終末期で、時に悲しみが多い時間帯を過ごされている方の人生が決して豊穣ではなかったなどとは到底言えないわけであって、きっと捉え方次第で人生の道程は輝いてくるのです。そして未来も変わってくるのです。その媒介になるのが援助者であり、スピリチュアルケアに携わる者であり、本当の「聴く力」を用いる「傾聴」者であると思うのです。

夏。

夜の往来が激しい道のアスファルトを、雄のカブトムシが横断しようとしていました。カブトムシの歩みと比べて往来の車のスピードは速く、カブトムシの命は風前の灯火のようにも見えました。

私は一瞬考えましたが、カブトムシをつかんで、死の運命から逃れさせようとしました。

彼は身もだえし、私は激しい痛みを感じました。私の手こそが、彼にとっての「死」と受け取ったかのように、彼は持てる力の限りを使って逃れようとしたのです。そんな間にも車はやって来ます。私は都度退避しながら、考えました。やはりこのままでは確実にカブトムシは粉砕された骸となるでしょう。

私は傍らの枯葉を見つけました。それを彼の行く手にそっと差し出しました。そして彼がその葉のうえにゆっくり足を進めたその瞬間、彼を葉ごと草むらのほうに放り投げました。

その一週間前、自転車の行き来が激しい自転車道で、多くのセミの成虫直前の骸（自転車で潰されているものが大半でした）を見た折に、たまたま目の前をゆっくりと、しかし必死に、新しい成虫直前の彼が横切った際は、すぐにつかんで木の下に運ぶことができました。その時のことがあったので、まさかカブトムシにこれほどの抵抗を受けるとは思わなかったのです。

夜の広い道路を横断しようとしたカブトムシより、私たちは人生に行使できる力が強そうです。あるいは7年の眠りから覚めて、出てきた道が自転車の往来の著しく激しい道であったセミより、私たちは死を遠ざけられそうです。

ただそれでもカブトムシは、大いなる力の行使を嫌がりました。自分の意思を通し、そんな自分の物語のうえを進みました。彼を救ったのは私の手ではなく、行く手にあった枯葉だったのです。

存在を支えるとは、こういうことなのかもしれません。

最後までお読み下さりありがとうございました。「おわりに」を最初に読むのではなく、本文を通ってきてくださった方には、カブトムシの救い方がわかったはずです。

そして、同じように人を救えるはずです。

カブトムシ、成虫の寿命は３か月。

私は草むらに消えていった小さな、けれども力強い命にそっと言いました。

「ありがとう」

「素晴らしい物語を」

謝辞

この本を執筆するにあたって、これまで数々の貴重なご示唆を賜った岡本拓也先生、儀賀理暁先生に改めて深く感謝いたしますとともに、被災地で今も茶話会を通じた支援活動を継続していた「岩手県民とともに歩む緩和ケア仲間の会」（代表：田巻知宏先生）の素敵な先生方に厚く御礼を申し上げます。また支援活動でお世話になった笹原留以子さん、菊池秀樹さん、星野彰先生、本当にありがとうございました。

そして、広き未開拓の地であった緩和ケアの世界を切り拓いてくださった緩和ケアの大先輩方に改めて深く御礼申し上げます。先生方のおかげで緩和ケアの今があることを感謝しながら、この本を綴らせて頂きました。

出版にあたっては私のたぐいまれなる代理人を務めてくださっている栂井理恵さんと、アップルシード・エージェンシー社の鬼塚忠社長には通例どおり大変お世話になりました。また、この本を快く世に送り出してくださった大和書房の林陽一さんに、感謝の言葉をお伝えしたいと存じます。

ここにお名前を挙げていない方々にも、本当にお世話になりました。皆さん、ありがとうございました。

大津秀一

〈参考文献〉

アルフォンス・デーケン『死とどう向き合うか』NHK出版
アルフォンス・デーケン、柳田邦男『〈突然の死〉とグリーフケア』春秋社
V・E・フランクル『夜と霧』池田香代子訳、みすず書房
V・E・フランクル『〈生きる意味〉を求めて』諸富祥彦監訳、上嶋洋一、松岡世利子訳、春秋社
V・E・フランクル『それでも人生にイエスと言う』山田邦男、松田美佳訳、春秋社
エリザベス・キューブラー・ロス『死ぬ瞬間―死とその過程について』鈴木晶訳、中央公論新社
エリザベス・キューブラー・ロス『死、それは成長の最終段階 続 死ぬ瞬間』鈴木晶訳、中央公論新社
J・W・ウォーデン『悲嘆カウンセリング』山本力監訳、上地雄一郎、桑原晴子、濱崎碧訳、誠信書房
緩和ケア編集委員会『スピリチュアルペイン―いのちを支えるケア―』青海社
岡本拓也『わかりやすい構造構成理論―緩和ケアの本質を解く』青海社
橘玲『(日本人)』幻冬舎
恒藤暁『最新緩和医療学』最新医学社
中島義道『ひとを〈嫌う〉ということ』角川書店
増谷文雄『原初経典 阿含経』筑摩書房
山崎豊子『沈まぬ太陽』新潮社

本作品は二〇一三年七月に小社より刊行されました。

大津秀一（おおつ・しゅういち）
早期緩和ケア大津秀一クリニック院長。茨城県出身。岐阜大学医学部卒業。日本緩和医療学会緩和医療専門医、総合内科専門医、日本老年医学会専門医、日本消化器病学会専門医、がん治療認定医。２００６年度笹川医学医療研究財団ホスピス緩和ケアドクター養成コース修了。内科専門研修後、ホスピス・在宅・ホームなど、様々な医療機関で老年医療、緩和ケア及び終末期医療を実践。東邦大学大森病院緩和ケアセンター長を経て、早期緩和ケアの普及・実践のため、２０１８年８月に遠隔診療を導入した早期緩和ケア（診断時やがん治療中からの緩和ケア及びがんに限らない緩和ケア）外来専業クリニックをさきがけとして設立。
著書に『死ぬときに後悔すること25』（新潮文庫）、『老年医療の専門医が教える 誰よりも早く準備する健康長生き法』（サンマーク出版）などがある。

だいわ文庫

傾聴力《けいちょうりょく》
相手《あいて》の心《こころ》をひらき、信頼《しんらい》を深《ふか》める

著者 大津《おおつ》秀一《しゅういち》

二〇二〇年四月一五日第一刷発行

発行者 佐藤 靖
発行所 大和《だいわ》書房
東京都文京区関口一－三三－四 〒一一二－〇〇一四
電話 〇三－三二〇三－四五一一

フォーマットデザイン 鈴木成一デザイン室
本文デザイン albireo
本文イラスト killdisco
著者エージェント アップルシード・エージェンシー
本文印刷 信毎書籍印刷 カバー印刷 山一印刷
製本 小泉製本

ISBN978-4-479-30813-3
乱丁本・落丁本はお取り替えいたします。
http://www.daiwashobo.co.jp

だいわ文庫の好評既刊